AF401667

MANUEL PRATIQUE
D'ÉLECTRICITÉ MÉDICALE

ÉLECTROLOGIE & INSTRUMENTATION

RAYONS X ET COURANTS DE HAUTE FRÉQUENCE

PAR

G. GEIGER

DOCTEUR EN MÉDECINE DE LA FACULTÉ DE PARIS

AVEC 67 FIGURES DANS LE TEXTE

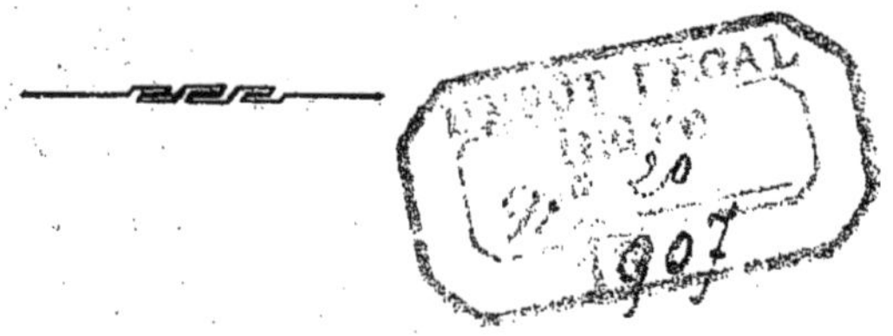

PARIS
LIBRAIRIE GÉNÉRALE SCIENTIFIQUE & INDUSTRIELLE
H. DESFORGES
29, Quai des Grands-Augustins, 29

1907

MANUEL PRATIQUE

D'ÉLECTRICITÉ MÉDICALE

BIBLIOTHÈQUE NATIONALE
R. F.
IMPRIMÉS

MANUEL PRATIQUE

D'ÉLECTRICITÉ MÉDICALE

ÉLECTROLOGIE & INSTRUMENTATION

RAYONS X ET COURANTS DE HAUTE FRÉQUENCE

PAR

G. GEIGER

DOCTEUR EN MÉDECINE DE LA FACULTÉ DE PARIS

AVEC 67 FIGURES DANS LE TEXTE

PARIS

LIBRAIRIE GÉNÉRALE SCIENTIFIQUE & INDUSTRIELLE

H. DESFORGES

29, Quai des Grands-Augustins, 29

—

1907

D'ÉLECTRICITÉ MÉDICALE

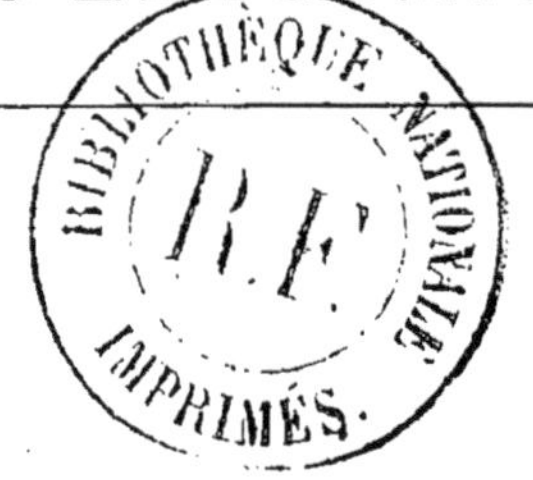

GÉNÉRALITÉS

1. L'électricité. — D'après les conceptions nouvelles, on peut considérer l'électricité comme le résultat d'un mouvement vibratoire analogue à celui qui préside à la formation du son et de la lumière, et en différant simplement par la vitesse de propagation des ondes.

Les belles découvertes de Tesla sur les courants de haute fréquence sont venues, en partie, confirmer cette manière de voir et donner l'espoir que, dans un avenir prochain, on pourra transformer directement l'énergie électrique en énergie lumineuse, sans perte de transformation.

Les différences apparentes dans la propagation lumineuse et électrique ne sont dues, dit M. Maurice Laur, qu'à la durée de la période, ou longueur d'onde. En passant des ondes les plus courtes aux ondes les plus longues, on rencontre successivement les rayons chimiques ultra-violets, bleus, verts, jaunes, rouges, les rayons calorifiques invisibles et enfin les rayons hertziens.

Le caractère essentiel des mouvements vibratoires est l'interférence, c'est-à-dire la production, par suite de la combinaison des ondes, de franges de mouvement sur lesquelles le mouvement de vibration est maximum et de franges de repos, sur lesquelles le mouvement vibratoire est nul ou minimum.

Ces phénomènes d'interférence, que l'on réalise facilement en acoustique et en optique ont été mis en évidence également par les expériences de Hertz sur les décharges oscillatoires des condensateurs. Il a reconnu que les ondes produites par son oscillateur sont arrêtées par une surface conductrice en communication avec le sol et réfléchies vers leur direction première. Elles peuvent alors interférer avec les ondes incidentes d'après le même mécanisme que celui qui préside à l'interférence des ondes lumineuses.

Mais, tandis que la longueur d'onde relative à la lumière orangée correspond à une fréquence de 500 trillions par seconde, la fréquence la plus élevée qu'ait pu produire le vibrateur de Hertz n'est que de un billion par seconde. Il est donc

probable, que si par des procédés purement électriques, on atteignait les hautes fréquences des
vibrations lumineuses, on obtiendrait la lumière
sans chaleur, c'est-à-dire sans perte de transformation. Comme on le conçoit facilement, la solution de ce problème serait de la plus haute importance au point de vue de l'éclairage de l'avenir.

2. **Courant électrique**. — Un exemple pris
en hydrostatique nous fera comprendre certains
termes employés couramment en électricité et
permettra de nous rendre un compte plus exact
des effets du courant électrique.

Supposons deux réservoirs situés à des hauteurs
différentes et une machine hydraulique élevant
d'une manière continue l'eau du réservoir inférieur
au réservoir supérieur. Cette eau peut alors s'é-
couler dans une conduite et produire un certain
travail, comme actionner une turbine, puis revenir
au réservoir inférieur où elle est puisée par la
machine hydraulique qui lui communique une
énergie nouvelle.

Le courant électrique est en tous points com-
parable à cette circulation de l'eau. Un générateur
(pile, dynamo) élève l'électricité à un certain potentiel en lui communiquant une certaine quantité
d'énergie qui peut être utilisée ; elle revient ensuite à son point de départ, ayant perdu son

potentiel primitif que le générateur est chargé de lui restituer.

De même qu'on apprécie la puissance d'une machine hydraulique par la dénivellation qu'elle produit et par la quantité d'eau mise en circulation en une seconde, de même, on évalue la puissance d'un générateur par la différence de potentiel multipliée par la quantité d'électricité qui le traverse en une seconde.

3. **Loi de Ohm.** — Il existe entre l'intensité d'un courant, la résistance du conducteur qu'il parcourt entre deux points et la différence de potentiel entre ces deux points, une relation, dite *loi de Ohm*, exprimée par la formule suivante :

$$I = \frac{E}{R}$$

$$\text{ou } E = RI \quad \text{ou } R = \frac{E}{I}.$$

La différence de potentiel E est égale au produit de l'intensité du courant I par la résistance R du conducteur entre les deux points considérés, à condition qu'il n'y ait, entre ces deux points, aucun générateur ni récepteur.

L'intensité du courant électrique est directement proportionnelle à sa différence de potentiel et inversement proportionnelle à la résistance. Cette loi fondamentale permet de calculer l'une des variables, connaissant les deux autres.

4. Différence de potentiel, volt. — Le volt est l'unité pratique de différence de potentiel de même que le mètre nous sert à évaluer la différence de hauteur de deux réservoirs.

Cette unité représentée par la lettre E dans les formules représente la tension d'un élément d'une pile Daniell au sulfate de cuivre prise comme étalon.

La différence de potentiel se mesure à l'aide de galvanomètres spéciaux à fil fin et long nommés voltmètres. Ces instruments se placent en dérivation sur le circuit et ne doivent y rester que le temps nécessaire à la lecture des indications.

5. Résistance, ohm. — L'ohm est l'unité pratique de résistance. C'est la résistance d'une colonne de mercure de 1 millimètre carré de section et 106 centimètres de longueur à la température de 0°.

La résistance de fils de même longueur et de même diamètre, mais de nature différente, n'est pas la même. C'est ainsi que le fer offre au passage du courant une résistance 6 fois plus grande que le cuivre.

Les résistances se mesurent par la méthode dite du pont de Wheastone ou au moyen de boîtes de résistance renfermant des bobines dont la résistance est connue. Dans les formules, l'ohm est représenté par la lettre R.

6. Intensité, ampère. — L'ampère est l'unité pratique de débit. C'est la quantité d'électricité qui traverse un circuit d'une résistance de 1 ohm sous l'influence d'une différence de potentiel de 1 volt.

Pour déterminer l'intensité d'un courant, on se sert d'un galvanomètre à fil gros et court appelé ampèremètre. Cet appareil ne s'emploie pas comme le voltmètre qui se place en dérivation. Le courant dont on veut connaître l'intensité doit traverser l'ampèremètre ; son aiguille indique constamment l'intensité du courant qui le traverse.

L'ampère s'exprime par la lettre I.

7. Puissance, watt. — Si entre deux points d'un circuit traversé par un courant de 1 ampère, nous avons une différence de potentiel de 1 volt, nous dirons que le courant qui traverse ce circuit est susceptible d'effectuer un travail d'une puissance de 1 watt. Le watt est l'unité de puissance. Le produit du nombre de volts par le nombre d'ampères donne le nombre de watts ; ce qui peut s'exprimer ainsi :

$$W = EI$$

Un courant de 20 volts et 3 ampères a donc une puissance de 60 watts.

Il existe une relation directe entre l'énergie électrique et le travail mécanique. Pour convertir des unités de puissance électrique en kilogrammètres, il suffit de diviser le nombre de watts par 9,81 représentant l'accélération de la pesanteur à Paris. Un kilogrammètre égal donc 9,81 watts.

Sachant d'autre part que 75 kilogrammètres correspondent à un cheval-vapeur, nous pourrons évaluer facilement en chevaux l'énergie électrique d'un courant quelconque.

8. Quantité, coulomb. — Il ne faut pas confondre la quantité avec l'intensité. Le débit de notre conduite d'eau est la quantité d'eau débitée en une seconde et correspond à l'intensité d'un courant électrique.

La quantité d'électricité qui traverse un conducteur pendant un temps déterminé est proportionnelle au débit et au temps de l'écoulement.

L'unité est le coulomb. C'est la quantité d'électricité transportée pendant une seconde par un

conducteur traversé par un courant de 1 ampère.
On le représente algébriquement par Q, d'où :

$$Q = I\,T$$

Il s'ensuit que l'ampère-heure égale 3600 coulombs.

9. **Capacité, farad**. — Le farad est l'unité de capacité. Il représente la capacité d'un condensateur qui renferme 1 coulomb sous une différence de potentiel de 1 volt.

10. **Loi de Joule**. — Si dans la formule (§ 7) on remplace E par sa valeur RI (loi de Ohm) on obtient :

$$W = RI^2$$

Lorsqu'il s'agit d'une résistance inerte, cette énergie se transforme en chaleur. Cette loi peut s'énoncer ainsi : *la quantité de chaleur dégagée en une seconde dans un conducteur est proportionnelle à la résistance et au carré de l'intensité du courant qui le traverse.*

Remarque. — Si J est l'équivalent mécanique de la calorie, Q la quantité de chaleur dégagée pendant l'unité de temps, on a :

$$W = RI^2 = QJ$$

GÉNÉRATEURS ÉLECTRIQUES

11. L'énergie se présente à nous sous quatre formes principales : l'énergie chimique, l'énergie mécanique, l'énergie thermique, l'énergie électrique.

Un générateur est un appareil destiné à convertir une forme quelconque de l'énergie en énergie électrique.

Ils se divisent en générateurs chimiques, thermiques et mécaniques. Nous ne parlerons pas des générateurs thermiques qui ne sont autres que les piles thermo-électriques.

GÉNÉRATEURS CHIMIQUES

12. **Piles.** — La pile est un appareil destiné à transformer directement l'énergie chimique en énergie électrique. C'est le plus simple des générateurs. Malheureusement le courant électrique produit de cette façon coûte cher, ce qui limite l'emploi de ces appareils.

Si dans un vase contenant de l'eau acidulée par quelques gouttes d'acide sulfurique, on plonge une lame de zinc et une lame de cuivre reliées extérieurement à un galvanomètre, on constate que l'aiguille dévie aussitôt et qu'un dégagement de bulles gazeuses se forme autour du zinc qui est attaqué. L'énergie chimique est donc produite par la dissolution du zinc dans l'acide, comme l'énergie calorifique par la combustion du charbon.

13. **Polarisation.** — Si nous regardons le galvanomètre placé dans le circuit, nous constatons que l'aiguille n'est pas restée immobile, mais

que sa déviation va sans cesse en diminuant,
c'est-à-dire que l'intensité du courant diminue
rapidement après être restée un temps très court
à peu près constante. A quoi est due cette diminution d'intensité? En examinant de près la lame

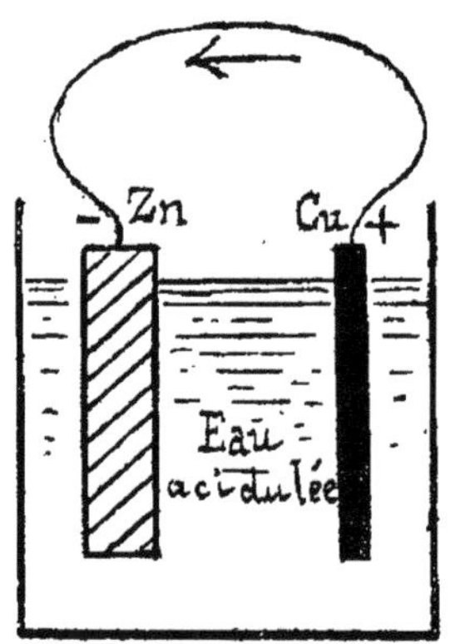

Fig. 1. — Elément de pile.

de cuivre, on voit qu'il se forme à la surface des
bulles d'hydrogène et l'on est amené à penser que
cette couche gazeuse s'interposant entre l'électrode et le liquide joue le rôle d'enveloppe isolante et est la cause principale de la diminution
d'intensité. On dit alors que l'électrode négative
est polarisée ou que la pile se polarise.

Quelques expériences fort simples confirment
du reste cette manière de voir.

En même temps que la résistance intérieure de
la pile augmente par suite de la diminution de la

surface active du cuivre, on peut constater que la force électromotrice diminue.

On admet que cette diminution est due à une

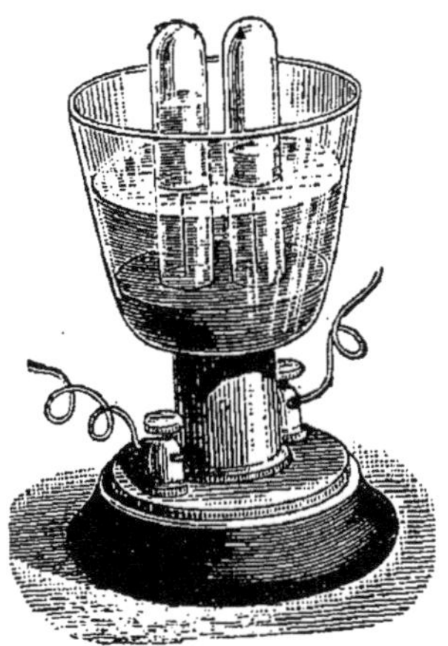

Fig. 2. — Voltamètre.

force électromotrice de sens contraire qui se produit à la surface de l'électrode polarisée.

Cette force contre-électromotrice est semblable à celle que l'on trouve dans le voltamètre. En effet, si, au moyen d'une pile, on décompose l'eau dans un voltamètre, en oxygène et hydrogène et que l'on réunisse ensuite les bornes de ce voltamètre à un galvanomètre, on constate la production d'un courant de courte durée et de sens contraire au courant de la pile. Les électrodes du voltamètre ont donc acquis la propriété de jouer le rôle de pôles, d'où le nom de *polarisation* donnée au phénomène. Le courant fourni par ces électrodes polarisées a reçu le nom de *courant secondaire*.

Pour rendre le courant des piles constant, il faudra donc s'efforcer d'annuler la polarisation en se débarrassant de l'hydrogène déposé sur le cuivre.

Après avoir essayé des moyens mécaniques, on a donné la préférence aux moyens chimiques qui détruisent l'hydrogène par combinaison.

On donne le nom de *dépolarisants* aux corps employés dans ce but. Les dépolarisants sont les uns solides, les autres liquides. Mais comme la plupart de ces derniers sont des corps oxydants très énergiques, le zinc se dissoudrait à circuit ouvert comme à circuit fermé ; on est donc amené à employer, dans un certain nombre de piles, un diaphragme poreux pour séparer le liquide excitateur dans lequel baigne le zinc, du liquide dépolarisant qui entoure l'électrode négative : cuivre ou charbon.

14. Constantes d'une pile. — Les constantes d'une pile sont :

1° Sa force électromotrice ;

2° Sa résistance intérieure.

Ces deux coefficients E et R servent à déterminer l'intensité du courant fourni par un élément galvanique quelconque.

15. Force électromotrice. — La force électromotrice est la cause qui produit le courant électrique. Elle ne dépend que de la nature des éléments constituant la pile et nullement de ses dimensions. Le tableau ci-dessous donne la force électromotrice des piles les plus usitées.

Nom de la pile.	*Volts.*
Bunsen, à l'acide azotique	1,90
Daniell, au sulfate de cuivre	1,02
Leclanché, au bioxyde de manganèse	1,46
Lalande et Chaperon, à l'oxyde de cuivre.	0,80
Au bichromate de potasse	2
Au chlorure d'argent	1,02
Au sulfate de mercure	1,53

Dans les laboratoires, la mesure de la force électromotrice d'une pile se fait, soit par la méthode des oppositions, soit en fonction d'une pile étalon de force électromotrice connue c.

On fait agir sur une grande résistance r la pile de force électromotrice inconnue x et de résistance intérieure R, puis dans les mêmes conditions la pile étalon dont les constantes sont R' et E. Un galvanomètre placé dans le circuit donne les intensités correspondantes I et I'. On a successivement :

$$I = \frac{x}{R + r} \quad \text{et} \quad I' = \frac{e}{R' + r}$$

$$\text{d'où} \quad \frac{x}{e} = \frac{I\,(R + r)}{I'\,(R' + r)}$$

Si la résistance choisie est considérable par rapport aux résistances intérieures on a sensiblement :

$$\frac{x}{e} = \frac{I}{I'} \quad \text{et} \quad x = e\,\frac{I}{I'}$$

Dans la pratique, cette détermination se fait à l'aide d'un voltmètre qui permet de recueillir directement les indications en unités absolues.

16. Résistance intérieure. — Une pile, comme toutes les machines productrices de force, absorbe une partie de la force produite par des résistances passives inhérentes à son fonctionnement. La résistance intérieure d'une pile dépend de la forme, des dimensions et de la position des électrodes. Elle varie aussi avec la nature et la concentration des liquides qui baignent ces électrodes. Les piles qui utilisent des cloisons poreuses ont également une résistance supérieure à celles qui n'en possèdent pas.

Dans une pile en fonctionnement, le changement dans la composition des liquides, conséquence des actions chimiques qui s'y produisent, fait aussi varier la résistance.

En somme, la résistance d'un élément voltaïque est un facteur fort important à connaître pour l'explication des phénomènes et le calcul des effets à obtenir.

Le procédé le plus simple pour mesurer la résistance intérieure d'une pile est le suivant :

On ferme le circuit de la pile sur une résistance connue R. Soit e la différence de potentiel (mesurée au voltmètre) aux bornes de cette résistance, E la force électromotrice de la pile à circuit ouvert et x sa résistance.

D'après la formule de Pouillet, la différence de potentiel entre deux points séparés par une résistance est égale au produit de l'intensité du courant qui traverse le circuit par cette résistance, ou

$$e = RI$$

Dans la formule d'Ohm $I = \dfrac{E}{R + x}$ (1)

remplaçons I par la valeur ci-dessus :

$$\frac{e}{R} = \frac{E}{R + x}$$

d'où $x = R \dfrac{E - e}{e}$

On pourrait se servir directement de la formule (1). La valeur de I serait donnée par un ampèremètre placé dans le circuit.

17. Puissance et rendement d'une pile.—

Une pile, de force électromotrice à circuit ouvert E, produisant un courant d'intensité I, fournit un travail égal à EI par seconde. Une partie de cette énergie est dépensée en pure perte à l'intérieur de la pile sous forme de chaleur, une autre partie se retrouve à l'extérieur du générateur. D'après les principes de la conservation de l'énergie, nous devons avoir :

$$EI = eI + rI^2,$$

EI étant la puissance totale de la pile, eI la puissance utilisable recueillie à l'extérieur et rI^2 la puissance dépensée à l'intérieur de la pile.

Ce qui nous permet de déduire e, différence de potentiel aux bornes d'une pile en activité :

$$e = E - rI \qquad (2)$$

Le rendement électrique du générateur est le rapport entre la puissance utilisable et la puissance électrique totale :

$$\frac{eI}{EI} \text{ ou } \frac{e}{E}$$

La formule (2) nous montre qu'en circuit fermé, la différence de potentiel aux pôles de la pile est égale à la force électromotrice à circuit ouvert moins le produit de la résistance intérieure par l'intensité. Il en résulte que plus r est petit, moins la différence de potentiel baisse quand on ferme le circuit.

18. Couplage des piles. — On peut grouper

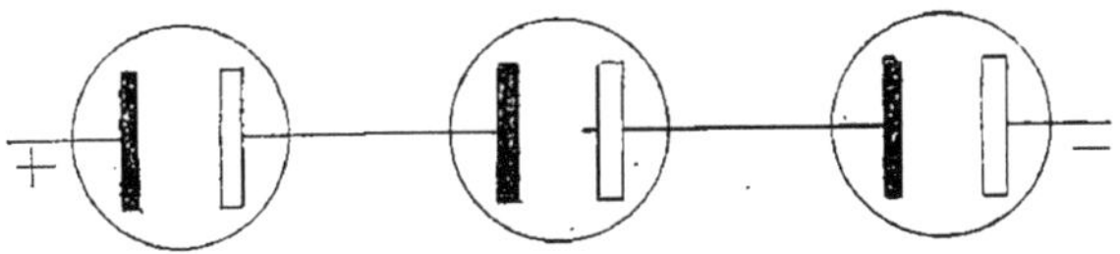

Fig. 3. — Couplage en série.

ensemble plusieurs piles de trois manières différentes :

1° On peut associer plusieurs piles en *série* ou en *tension*, c'est-à-dire relier le pôle positif de l'une au pôle négatif de la suivante. La batterie ainsi constituée a une force électromotrice égale à la somme des forces électromotrices des piles associées et une résistance intérieure égale à la somme des résistances intérieures de chaque pile, d'où :

$$I = \frac{n\mathrm{E}}{n\mathrm{R} + r}$$

n étant le nombre des piles employées.

2° On peut coupler les piles en *dérivation* ou en *quantité*, c'est-à-dire relier entre eux les pôles de même nom. Dans ce cas la force électro-

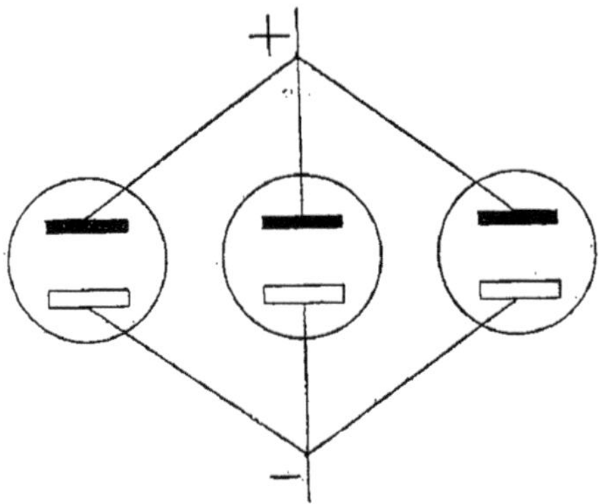

Fig. 4. — Couplage en quantité.

motrice de la batterie est la même que celle d'un seul élément, mais la résistance intérieure est n fois plus faible que celle d'une seule pile. Ce qui s'exprime par la formule :

$$I = \frac{E}{\dfrac{R}{n} + r}$$

La batterie est ainsi équivalente à une seule pile de grandes dimensions.

3° On peut enfin réaliser un couplage mixte, c'est-à-dire prendre n séries de a éléments et accoupler ces n séries en batterie ; on aura :

$$I = \frac{a\mathrm{E}}{\dfrac{a\mathrm{R}}{n} + r} = \frac{an\mathrm{E}}{a\mathrm{R} + nr}$$

mais comme *an* égal le nombre total N des éléments, il vient finalement :

$$I = \frac{N\mathrm{E}}{a\mathrm{R} + nr}$$

Pour obtenir l'intensité maximum d'une batterie

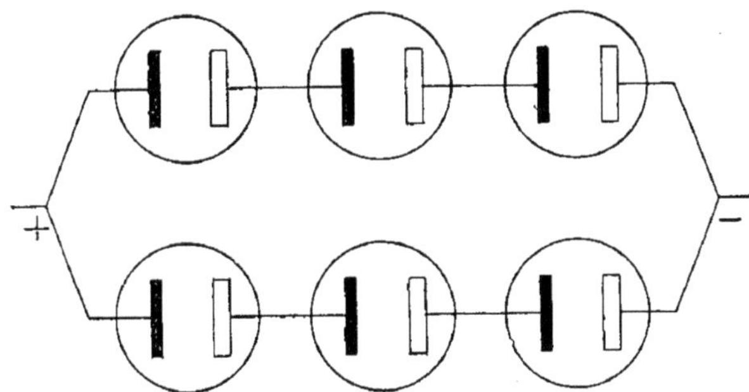

Fig. 5. — Couplage mixte.

de piles, on choisira un mode de couplage tel que
la résistance de la pile totale soit la plus voisine
possible de celle du circuit extérieur.

On a donc avantage à monter la pile en batterie
lorsque la résistance extérieure est faible, pour la
caustique par exemple, et en série dans le cas contraire : lumière, électrolyse, etc.

Il est une recommandation importante à obser-
ver, c'est de ne jamais associer des piles de na-

ture différente et même des éléments de même nature, mais de grandeurs différentes. Une batterie doit présenter l'homogénéité la plus parfaite.

19. Amalgame du zinc. — Le zinc du commerce n'est pas pur. Il contient des parcelles de fer, de plomb et d'arsenic. Si du zinc est mis dans de l'eau acidulée, chacune de ces parcelles de métal forme avec le zinc un couple toujours fermé sur lui-même, que le circuit principal soit ouvert ou fermé.

Les courants produits dans ces petits éléments ne profitent en rien au courant principal et usent inutilement le zinc. Le prix du zinc chimiquement pur est trop élevé pour que l'on songe à s'en servir ; aussi a-t-on recours à un procédé très efficace. Il consiste à recouvrir le zinc de mercure, en un mot, à amalgamer le zinc. Les électrodes amalgamées ont pour effet de retenir les bulles d'hydrogène. Si on plonge du zinc du commerce dans de l'eau acidulée par l'acide sulfurique, il se produit un dégagement continu d'hydrogène. Ce dégagement provient de la décomposition du liquide par les courants dont nous parlions plus haut. Si le zinc est amalgamé, ce dégagement s'arrête soit parce que les premières bulles restent adhérentes et empêchent les courants de se former, soit parce que la surface du zinc est en tous points identique.

Dans les piles de Bunsen et les piles au bichromate, les zincs sont toujours amalgamés. L'amalgamation n'est pas indispensable quand le zinc trempe dans une solution de sel marin, dans le sulfate de zinc, dans le chlorhydrate d'ammoniaque, dans les solutions de soude et de potasse caustiques.

Avant d'amalgamer le zinc, il faut lui donner sa forme définitive, car le zinc amalgamé est très cassant. Un zinc a besoin d'être amalgamé quand il fait entendre un sifflement dans l'eau acidulée, sans que la pile soit en activité. Quand l'attaque est très vive, on voit l'eau fumer et bouillonner. Il faut alors retirer le zinc immédiatement.

Pour amalgamer le zinc, on le décape d'abord avec soin en le trempant dans de l'eau acidulée au vingtième par l'acide sulfurique ; puis on le met dans une cuvette en verre ou en porcelaine (les cuvettes employées en photographie conviennent parfaitement) dans laquelle on a préalablement mis une centaine de grammes de mercure et de l'eau acidulée au dixième, puis, à l'aide d'une brosse de crins ou d'un chiffon roulé à l'extrémité d'une baguette, ou étale le mercure sur toute la surface du zinc. On place ensuite le zinc dans un vase plein d'eau au fond duquel on recueille l'excès de mercure. Lorsque sur le zinc on a soudé une prise de courant, il est de toute nécessité de recouvrir les parties soudées avec de la cire jaune car la soudure se décollerait avec la plus grande facilité sous l'action du mercure.

20. Pile de Bunsen. — Cette pile se compose d'un vase en grès contenant un cylindre de zinc parfaitement amalgamé trempant dans de l'eau acidulée au dixième ou au vingtième.

Un vase poreux, placé au centre, renferme un bloc de charbon de cornue entouré d'acide azotique à 40° au pèse-acide.

Cet acide peut servir jusqu'à ce qu'il ne marque plus que 26°. On y ajoute alors un cinquantième en volume d'acide sulfurique pour qu'il puisse servir une seconde fois.

La force électromotrice de cette pile est 1,8 volt; elle consomme environ 15 grammes d'acide azotique par ampère-heure.

La pile Bunsen est, sans contredit, la pile la plus pratique pour recharger les accumulateurs: grande intensité et constance du courant sous un petit volume, force électromotrice élevée, tels sont ses principaux avantages. Comparée aux autres piles constantes, c'est elle qui fournit le courant le meilleur marché; en effet, le cheval-heure, ou 736 watts, revient à :

3 fr. 90 pour la pile au sulfate de cuivre ;

6 fr. 50 pour la pile au bioxyde de cuivre ;

5 fr. 25 pour la pile au bichromate ;

1 fr. 90 pour la pile Bunsen.

Cette pile serait parfaite, si elle ne dégageait de grandes quantités de vapeurs nitreuses qui oxydent les pinces, détruisent les contacts et n'en permettent l'emploi qu'à l'air libre.

21. Pile du Dr Geiger. — Nous avons imaginé une pile présentant les avantages de l'élément Bunsen sans en avoir les inconvénients.

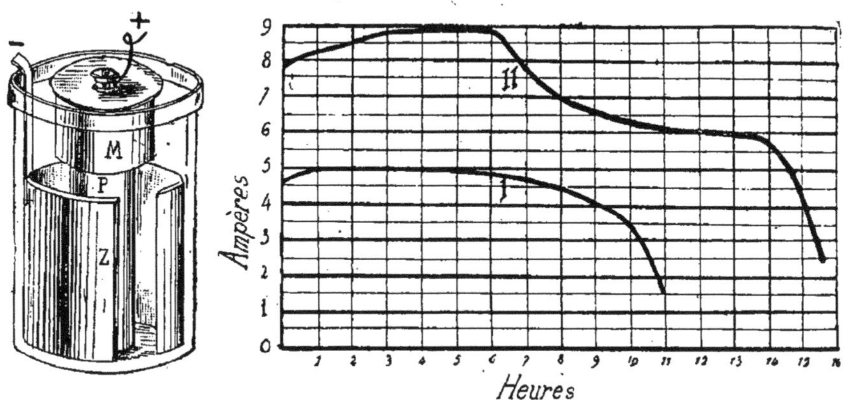

Fig. 6. — Pile du Dr Geiger. — Décharge d'un élément petit modèle (I) et grand modèle (II).

Description. — Elle se compose d'un vase en verre contenant un vase poreux P entouré d'un

cylindre de zinc de 12 centimètres de hauteur et
amalgamé.

Ce cylindre de zinc trempe dans la solution
suivante :

Chlorhydrate d'ammoniaque..   150 gr.
Eau......................   1 litre.

Un couvercle en celluloïd, muni d'un manchon
de même substance soutient une lame de charbon
qui constitue le pôle positif et qui plonge dans de
l'acide azotique contenant en dissolution du chlorhydrate d'ammoniaque dans la proportion suivante :

Acide azotique..........   300 cc.
Chlorhydrate d'ammoniaque   50 gr.

Constantes. — Cette pile, de 0 m. 18 de hauteur sur 0 m. 12 de diamètre, a une force électromotrice de 1,90 volt. Elle donne 8 ampères en
court-circuit et peut débiter un courant constant
de 5 ampères. Sa capacité est de 45 à 50 ampères-
heure, suivant la qualité de l'acide (fig. 6,
courbe I).

Avantages. — Nous signalerons un premier
avantage de cette pile sur l'élément Bunsen, c'est
la suppression des vapeurs nitreuses ; un second

avantage consiste dans le remplacement de la solution acide baignant le zinc par une solution dans l'eau d'un sel inoffensif. L'action chimique est beaucoup plus régulière sans coup de fouet au début de la fermeture du circuit ; il s'ensuit une constance beaucoup plus grande du courant. Le zinc est amalgamé une fois pour toutes, il n'est plus nécessaire de recourir à des réamalgamations successives indispensables quand le zinc baigne dans une solution fortement acide, et son usure est des plus régulière.

Ses avantages sur les piles au bichromate sont multiples. Il faudrait des éléments cinq à six fois plus volumineux pour obtenir un courant constant de même intensité ; de plus, le liquide excitateur et bichromaté ne s'épuisant pas en même temps, il en résulte des manipulations ennuyeuses au cours même de la charge (nous supposons que les piles sont employées à charger des accumulateurs) et une surveillance constante pour remplacer l'eau acidulée baignant le zinc et dont le renouvellement doit être fait six à sept fois pour épuiser la solution bichromatée dépolarisante.

Emploi. — Cette pile est utilisée seulement pour la galvanoplastie et la charge des accumulateurs. Deux éléments réunis en tension chargent un accumulateur (ou plusieurs réunis en quantité) avec un courant de 2,40 ampères environ.

Pour obtenir une intensité plus grande du courant de charge, il faudrait augmenter la tension du courant primaire en mettant, par exemple, trois piles en tension.

Après usage, la pile doit être démontée, lavée à grande eau et le zinc décapé dans de l'eau acidulée au vingtième par l'acide sulfurique.

22. Piles au bichromate. — Elles utilisent comme dépolarisant une solution acide de bichromate de potasse ou de soude. On peut les diviser en piles à deux liquides et en piles à un seul liquide.

Piles à deux liquides. — La pile au bichromate à deux liquides se compose d'un vase en grès ou en verre contenant une couronne de charbons ou un charbon circulaire baignant dans la solution dépolarisante et constituant le pôle positif.

Le négatif est une lame de zinc amalgamée placée dans le vase poreux disposé au centre du cylindre de charbon.

La disposition est donc inverse de celle utilisée pour l'élément Bunsen. Cela vient de ce que la solution bichromatée possède une action dépolarisante bien moins active que l'acide azotique et qu'on cherche à compenser ce défaut par l'emploi d'une électrode dépolarisante à grande surface.

Malgré cette précaution, le débit normal constant d'une pile au bichromate est encore cinq à six

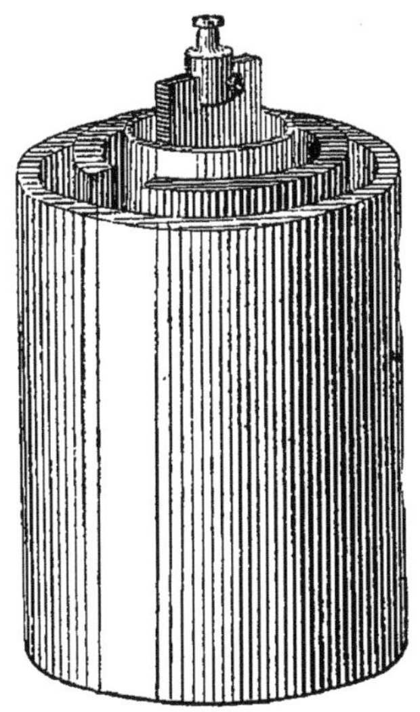

Fig. 7. — Pile au bichromate à deux liquides.

fois plus faible que celui d'une pile Bunsen de même capacité.

La solution dépolarisante a la composition suivante :

Bichromate de soude.......   150 gr.
Eau ....   1000 cc.
Acide sulfurique...........   250 cc.

Pour la préparer, on se sert d'un vase en grès,

on y place le bichromate et l'eau et on ajoute
l'acide par minces filets en agitant avec une baguette de bois ou de verre jusqu'à dissolution
complète des cristaux. On laisse refroidir le mélange avant de s'en servir.

Le vase poreux est rempli du mélange suivant :

Eau...................... 1000 cc.
Acide sulfurique.........   50 cc.

Le débit normal d'un élément de 20 centimètres,
pour être constant, ne doit pas dépasser 1,5 ampère.
La solution dépolarisante préparée selon la formule ci-dessus fournit environ 48 ampères-heures
par litre, ce qui correspond à 2 gr. 50 de bichromate par ampère-heure. Des solutions plus con-
centrées contenant jusqu'à 300 grammes de bichromate par litre d'eau ne nous ont pas donné les
résultats que nous en attendions.

Un litre de solution excitatrice dans laquelle
baigne le zinc donne environ 30 ampères-heures.
Il s'ensuit que si le vase poreux de notre élément
a une contenance de un demi-litre et le vase en
grès deux litres, l'eau acidulée devra être changée
six fois pour épuiser totalement la solution bichromatée. La vidange des piles se fera très facilement en employant un siphon d'ébonite ou de verre
s'amorçant automatiquement.

Les piles au bichromate à deux liquides présentent une constance du courant plus grande que les éléments à un seul liquide. L'action chimique y est plus régulière, ce qui permet de les employer pour la charge des accumulateurs.

23. Piles à un seul liquide. — Le premier

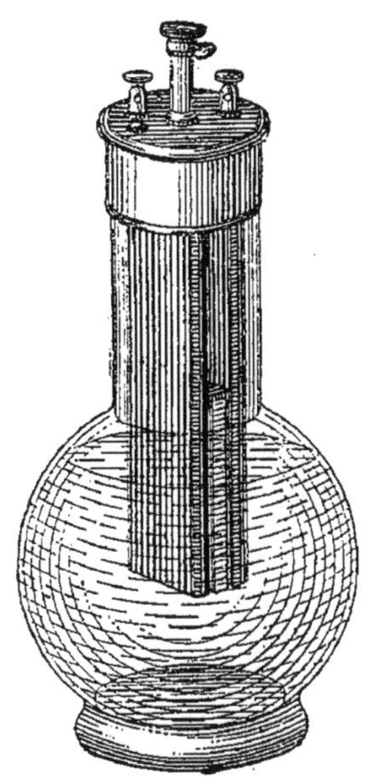

Fig. 8. — Pile-bouteille.

modèle de cette pile est la pile Grenet ou pile bouteille. Le zinc est mobile entre deux lames de charbon. Une tige de cuivre permet de l'immerger ou de le retirer du liquide lorsque la pile ne fonctionne pas. Cette pile est assez pratique pour les expériences de courte durée, mais la polarisation se produit très vite.

Le liquide en même temps excitateur et dépolarisant sera composé comme il suit :

Bisulfate de mercure.....	5 gr.
Bichromate de soude.....	100 —
Eau....................	1000 —
Acide sulfurique	110 cc.

Le bisulfate de mercure n'est pas indispensable, mais il permet d'entretenir le zinc dans un état d'amalgamation parfait.

24. Piles à treuil. — On construit également des batteries à treuil de piles au bichromate à un seul liquide d'une grande puissance, utilisées spécialement pour la caustique, ou le fonctionnement des bobines servant à la radiographie.

Chaque élément est formé de plusieurs plaques de charbon et de zinc, montées parallèlement et alternativement sur une plaque isolante, de façon à obtenir une surface active d'électrodes considérable. (Voir § 61.)

Les piles au bichromate ont une force électromotrice de 2 volts.

25. Pile Leclanché. — La pile Leclanché se

compose d'un vase en verre, d'un bâton de zinc baignant dans une solution de sel ammoniac, d'un vase poreux contenant une plaque de charbon entourée d'un mélange de charbon concassé et de bioxyde de manganèse, comme dépolarisant.

A circuit fermé cette pile se polarise assez vite, la réduction du bioxyde par l'hydrogène est en effet assez lente. Après quelques minutes de repos, la pile est de nouveau prête à servir. Cette pile est utilisée pour la galvanisation et l'électrolyse dans les installations fixes.

Pile Leclanché à grande surface. — Pour l'éclairage intermittent, les piles Leclanché à grande surface rendront au médecin les plus grands services.

Ces piles, toujours prêtes à servir, ne nécessitant aucune manipulation au moment de l'emploi, ne demandent pas plus d'entretien que les piles employées pour actionner les sonneries. Elles en diffèrent peu, du reste. Le vase poreux, contenant le bioxyde de manganèse et le charbon, est remplacé par un sac de toile renfermant le même mélange dépolarisant, et le bâton de zinc par un zinc circulaire. Ces modifications ont pour but de diminuer, dans de grandes proportions, la résistance intérieure des éléments, qui peuvent actionner alors une lampe par séances courtes d'en-

viron cinq minutes, répétées aussi souvent qu'on
le veut. La pile ne peut donc servir que pour un
éclairage intermittent ; à circuit fermé, elle se
polarise assez vite ; la réduction du bioxyde par
l'hydrogène est, en effet, assez lente.

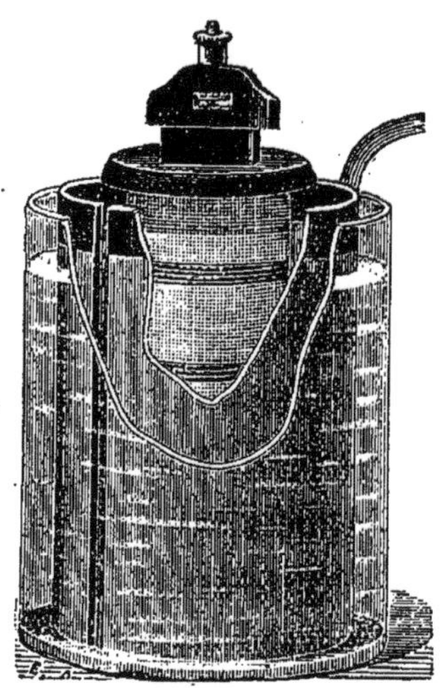

Fig. 9. — Pile au sel ammoniac.

L'entretien de ces piles est assez simple : maintenir constant le niveau du liquide dans le vase
de verre, en remplaçant par de l'eau pure le
liquide évaporé.

Une teinte laiteuse du liquide indique que
celui-ci doit être remplacé par une solution nouvelle de sel ammoniac préparée en dissolvant 200
grammes de chlorhydrate d'ammoniaque pur dans
un litre d'eau.

Les zincs se recouvrent, avec la plus grande
facilité, de cristaux d'oxychlorure de zinc, qui diminuent l'intensité des piles ; il faut alors les gratter avec un couteau. Pour empêcher les sels
grimpants qui oxydent les bornes et détruisent les
contacts, la partie supérieure du vase de verre
est paraffinée avec un mélange à parties égales
de paraffine et de vaseline. Une couche de pétrole
de deux centimètres à la surface du liquide atteint
plus simplement le but et retarde l'évaporation.

Nous venons de décrire quelques piles principales, nous parlerons, dans le cours de cet ouvrage, aux chapitres traitant de leur application,
des autres systèmes d'éléments voltaïques pouvant intéresser le lecteur.

GÉNÉRATEURS MÉCANIQUES

26. Machines à courant continu et à courants alternatifs. — Les machines primitives de Pixii et de Clarke donnaient des courants alternatifs et on n'arrivait à les redresser qu'à l'aide de commutateurs spéciaux. A l'apparition de la machine Gramme à courant continu, on délaissa les machines à courants alternatifs (appelées encore alternateurs) bien que ces dernières soient d'une construction beaucoup plus simple. Aujourd'hui les alternateurs reviennent en faveur. On sait l'avantage que présente les forces électromotrices élevées pour le transport de la force à distance. Or, il est très facile de donner aux alternateurs des potentiels élevés soit directement, soit indirectement en employant des transformateurs magnétiques. Leur faible intensité ne donne lieu qu'à une perte très faible dans les fils de ligne ;

au point d'arrivée on les transforme à nouveau en abaissant le voltage au profit de l'intensité. Il est donc à prévoir que les secteurs d'éclairage fourniront de plus en plus du courant alternatif.

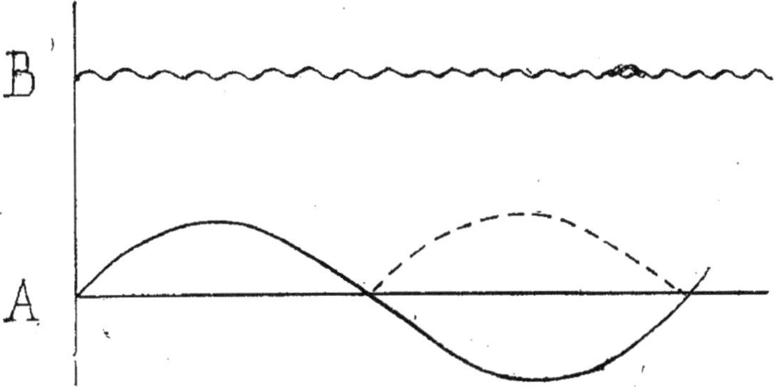

Fig. 10. — Représentation graphique du courant alternatif.

27. Courants alternatifs. — Le courant alternatif peut être représenté par une sinusoïde (fig. 10). Le courant partant de l'intensité zéro croît jusqu'à un certain maximum, décroît ensuite, change de sens en passant par zéro, reprend la même valeur maxima, mais en sens contraire puis revient à zéro.

On appelle *période* le temps qui s'écoule entre deux retours du courant au même état.

La *fréquence* d'un courant alternatif est le nombre de périodes par seconde. La fréquence adoptée par les secteurs d'éclairage est très variable ; elle est de 50 en moyenne.

La figure 10 représente, par le trait plein A, un courant alternatif et par le trait ponctué le même courant redressé tel qu'on l'obtient à l'aide du commutateur dans la machine de Pixii.

Le courant redressé des machines électriques n'est donc pas rigoureusement continu comme celui fourni par la pile qui peut être représenté par une ligne droite ; mais en multipliant les bobines de l'induit et les lames du collecteur, on obtient pratiquement un courant continu uniforme représenté par le trait B (fig. 10).

28. Courants polyphasés. — Nous venons de voir en quoi consistent les courants alternatifs simples. Au lieu d'un seul circuit dont l'intensité est représentée par la sinusoïde ci-dessus, supposons deux, trois courants alternatifs de même période, mais différant de phase de $\frac{1}{2}$, $\frac{1}{3}$ de période, nous aurons des courants polyphasés, diphasés dans le premier cas, triphasés dans le second.

Les courants polyphasés s'obtiennent facilement à l'aide de la machine Gramme à courants continus. Il suffit pour les courants triphasés, par exemple, de faire sur l'induit trois prises sur trois entresections, situées à 120° l'une de l'autre ; les trois fils venant de ces prises sont fixés à trois bagues sur lesquelles viennent frotter des balais.

Les courants diphasés s'obtiennent en sectionnant l'anneau en quatre parties reliées deux à deux.

La distribution des courants triphasés se fait par trois fils. On supprime le quatrième fil de retour car la somme des intensités de ces courants est constamment nulle.

La ligne diphasée exige quatre conducteurs ou trois dont l'un de plus forte section sert de fil de retour.

On peut donc, de cette manière, obtenir des courants polyphasés d'un grand nombre de phases, mais comme la transmission s'en trouverait compliquée outre mesure, on emploie plus généralement les courants diphasés et triphasés à l'exclusion des autres.

La grande vogue des courants polyphasés vient de la facilité que l'on a à transporter l'énergie mécanique à grande distance en utilisant une propriété particulière à ces courants. Ces courants peuvent en effet donner naissance à leurs points d'utilisation à des champs magnétiques tournants qui permettent d'employer des moteurs aussi simples que possible ne comportant ni collecteur ni balais.

29. Réglage des courants continus. — Le réglage des courants continus s'opère soit à l'aide de rhéostats, soit à l'aide de réducteurs de potentiel.

30. Rhéostat. — Le rhéostat est constitué par du fil résistant en maillechort ou en ferro-nickel. Une manette permet de prendre un nombre de spires de fil plus ou moins grand suivant la résistance que l'on désire introduire dans le circuit.

Pour la construction des rhéostats, on ne doit pas dépasser les intensités maxima indiquées ci-dessous, si l'on veut éviter un échauffement exagéré des fils.

Diamètre en dixièmes de millimètre des fils de maillechort.	Intensité maxima en ampères.	Résistance en ohms par mètre de fil.
2/10	1,50	24,92
4/10	3	6,22
6/10	5	2,76
8/10	7	1,55
10/10	10	0,99
12/10	12	0,69
15/10	15	0,44
18/10	18	0,30
20/10	20	0,25

31. Calcul des éléments d'un rhéostat. — Soit à absorber 10 volts d'un courant dont l'intensité est de 5 ampères. Le tableau ci-dessus nous indique que le diamètre convenable pour une telle intensité est 6/10 de millimètre et que la résistance d'un mètre de ce fil est de 2,75 ohms. La résistance totale du rhéostat devant être

$$\frac{10}{5} = 2 \text{ ohms} \left(r = \frac{e}{I} \right),$$ nous devrons donc

prendre $\dfrac{2}{2,75} = 72$ centimètres du fil choisi.

32. Réducteur de potentiel. — Le réducteur de potentiel est basé sur la théorie d'Ohm et la formule de Pouillet qui en est la résultante :
$$e = rI.$$

Une résistance R est parcourue par le courant total. Sur cette résistance se meuvent deux curseurs entre lesquels est compris le circuit d'utilisation r.

D'après la formule ci-dessus, lorsque $r = 0$, e égale aussi 0 ; c'est-à-dire que la différence de potentiel e aux bornes des curseurs est nulle lorsque la résistance r, comprise entre eux, est nulle, et que cette différence de potentiel croît de 0 au maximum, lorsque les curseurs s'éloignant l'un de l'autre, la résistance r croît de 0 à R, résistance totale du fil. Il est évident que la résistance totale étant continuellement traversée par le courant, cet appareil dépense en lui-même une faible partie du courant initial.

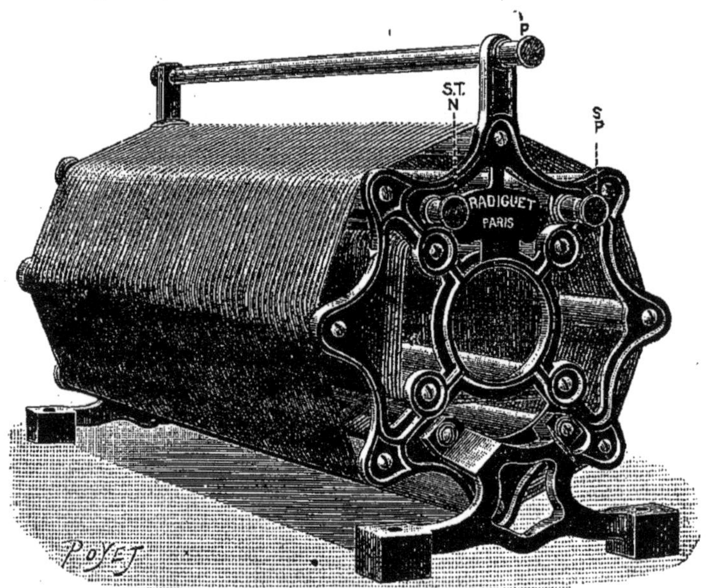

Fig. 11. — Réduction de potentiel.

Tels sont les réducteurs de potentiel de Gaiffe, Radiguet, etc...

Les réducteurs de potentiel présentent sur les rhéostats l'avantage de réduire l'étincelle de rupture quand on ouvre le circuit.

L'étincelle est simplement en rapport avec le voltage utilisé et non avec le voltage total.

33. Réglage des courants alternatifs. —

Une propriété particulière aux courants alterna-

tifs est la restitution, pendant la période décrois-
sante, du travail de self-induction emmagasiné

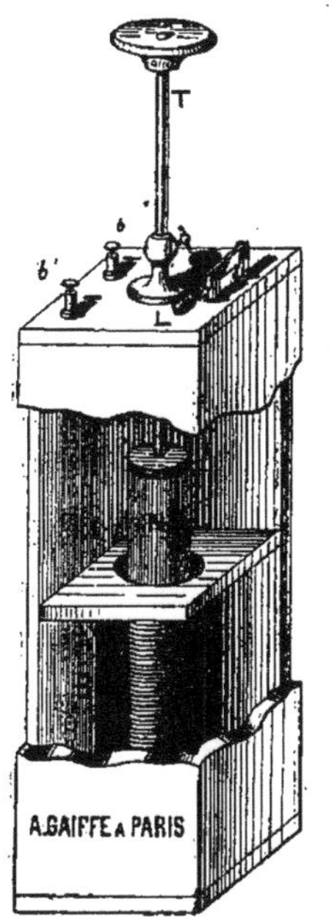

Fig. 12. — Bobine de self.

pendant la période croissante. On peut donc régler
facilement l'intensité d'un courant alternatif en
intercalant dans le circuit une bobine de fil dont
on fait varier la self-induction en enfonçant plus
ou moins le noyau de fer doux.

La bobine de self-induction joue donc le même
rôle que le rhéostat pour le courant continu avec
cette différence qu'il n'y a aucune perte d'énergie.

34. Appareils de mesure. — Nous avons déjà vu que pour mesurer l'intensité d'un courant on employait un ampèremètre placé directement dans le circuit et pour mesurer le voltage un voltmètre placé en dérivation.

On choisira des appareils apériodiques, c'est-à-dire des appareils dont l'aiguille se fixe immédiatement sans oscillation ; ce qui en général est obtenu en fixant l'aimant et en rendant mobile le cadre portant l'aiguille.

Pour les courants alternatifs on emploie des ampèremètres et des voltmètres à champ magnétique.

35. Récepteurs électriques. — Comme les générateurs, les récepteurs électriques se divisent en trois classes.

1° Récepteurs chimiques (accumulateurs, etc.).

2° Récepteurs thermiques (thermocautère, etc.).

3° Récepteurs mécaniques (moteurs, etc.).

ACCUMULATEURS

36. **Dans les** installations fixes ou transportables à domicile, les accumulateurs sont les générateurs secondaires d'électricité les plus pratiques et les plus utiles pour le médecin. Les accumulateurs ne doivent pas être considérés comme de simples réservoirs d'énergie permettant d'emmagasiner une certaine quantité d'électricité et de la restituer dans un délai plus ou moins long, mais encore comme de véritables transformateurs à action différée par opposition aux transformateurs immédiats mécaniques ou magnétiques dont nous parlerons plus loin.

Les accumulateurs permettent, en effet, de changer les qualités du courant qui a servi à les charger. Par suite de leur faible résistance intérieure, l'intensité du courant restitué peut être considérablement supérieure, pendant l'unité de temps, à l'intensité du courant de charge. De plus, une batterie d'accumulateurs chargée en quantité à l'aide d'un courant de 3 ou 4 volts peut, déchargée en tension, donner un courant d'un voltage, pour ainsi dire, illimité et en rapport avec le nombre d'éléments qui composent la batterie.

37. Description. — Les accumulateurs reposent sur le phénomène de la polarisation. Si, après avoir fait passer le courant d'une pile dans un voltamètre, un temps suffisant pour décomposer une certaine quantité d'eau, on supprime ce courant et réunit les deux électrodes par un fil conducteur traversant un galvanomètre, on constate l'existence d'un courant et les gaz oxygène et hydrogène, mis en liberté, disparaissent en se recombinant ; ce courant est de sens inverse du courant primitif. On a ainsi réalisé la pile à gaz ou pile secondaire de Grove. C'est un accumulateur, mais qui ne peut emmagasiner qu'une quantité très faible d'énergie.

Planté a, le premier, construit un accumulateur plus puissant ; il prenait comme électrodes deux lames de plomb enroulées parallèlement, mais isolées l'une de l'autre, plongées dans un vase plein d'eau acidulée.

Il a constaté que, pour obtenir un bon rendement, il fallait former l'accumulateur, c'est-à-dire faire passer un courant (courant de charge), puis le décharger, le recharger, et ainsi de suite, plusieurs fois.

On a beaucoup perfectionné les accumulateurs depuis Planté. Les progrès ont surtout porté sur la diminution de la durée de formation ; on l'abrège déjà en plongeant les électrodes, au début, dans de l'acide azotique étendu d'eau.

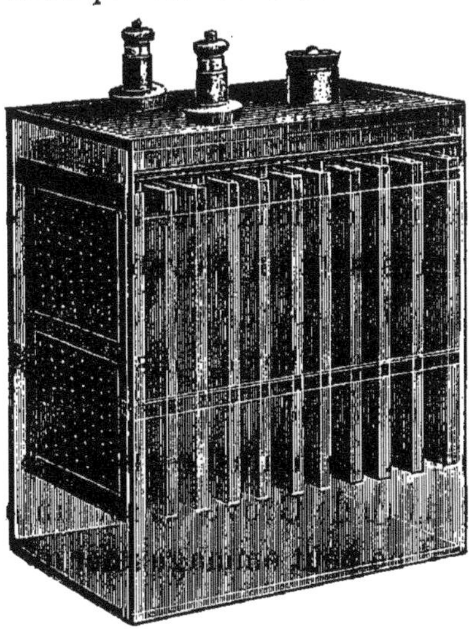

Fig. 13. — Accumulateur Ulmann.

Au lieu de prendre deux électrodes à grande surface et de les enrouler, on prend des électrodes en forme de plaques qu'on alterne, en les séparant par des baguettes de verre ; on réunit ensemble les plaques de rang pair, d'une part, les plaques de rang impair, d'autre part. Les unes sont positives, les autres négatives.

Les plus employés actuellement et les moins

chers sont les accumulateurs genre Faure, dans lesquels, pour accélérer encore la formation, on recouvre les électrodes, l'une de minium, l'autre de litharge. De nombreux dispositifs ont été imaginés pour empêcher la chute de cette matière active ; c'est en quoi diffèrent les marques Tudor, Dujardin, Dinin, Faure, Sellon, Volkmar, Blot, etc.

38. Constantes des accumulateurs. — La force initiale, dans un accumulateur, est de 2,5 volts ; la force électromotrice tombe bientôt à 2 volts et, vers la fin de la décharge à 1,80 volt.

A ce moment, il faut arrêter la décharge, sans quoi on détériorerait les accumulateurs.

La résistance intérieure est très faible ; elle varie de 1/5 à 1/100 d'ohm.

Le rendement des accumulateurs peut être de 90 p. 100, si la décharge a lieu le même jour que la charge. Au bout de quelques jours, ce rendement n'est plus que de 80 p. 100.

D'autre part, plus le régime de décharge est bas, plus le rendement est grand.

On apelle *capacité utilisable* d'un accumulateur la quantité d'électricité qu'il peut fournir à la décharge ; on peut la rapporter soit au kilogramme de plaques, soit au kilogramme de poids total (plaques, liquide et récipient compris).

On la mesure en ampères-heures. Une batterie

d'accumulateurs pouvant fournir un courant de 8,2 ampères pendant dix heures, a une capacité de 82 ampères-heures.

39. Notes pratiques sur les accumulateurs. — Les pôles des accumulateurs sont peints ordinairement de couleurs différentes pour les distinguer. Le pôle positif est rouge, le négatif noir.

Le liquide des accumulateurs se prépare en mélangeant 9 litres d'eau et 1 litre d'acide sulfurique. On doit se servir d'eau distillée ou d'eau de pluie ; l'acide sulfurique doit être chimiquement pur. L'eau acidulée ainsi préparée a une densité de 1,116 et marque 15° à l'aréomètre Baumé ; dans aucun cas. il ne doit dépasser 20°.

Remplacer le liquide qui s'évapore par de l'eau pure ; l'acide étant fixe, il est inutile de le remplacer. Quelquefois, le liquide des accumulateurs devient trouble, il faut alors le changer.

Tous les ans, environ, nettoyer les accumulateurs avec de l'eau pure et remettre du liquide neuf préparé comme ci-dessus.

Pour empêcher la congélation du liquide, on ajoute à l'eau acidulée 10 p. 100 de glycérine, rendue neutre en la mélangeant à un peu de bicarbonate de soude.

Les plaques positives s'usent vite et doivent

être remplacées ; les plaques négatives peuvent durer presque indéfiniment. Toute décharge doit absolument être interrompue aussitôt que la tension s'est abaissée à 1,8 volt. Pour effectuer cette mesure, un voltmètre gradué de 0 à 3 volts est indispensable (fig. 14).

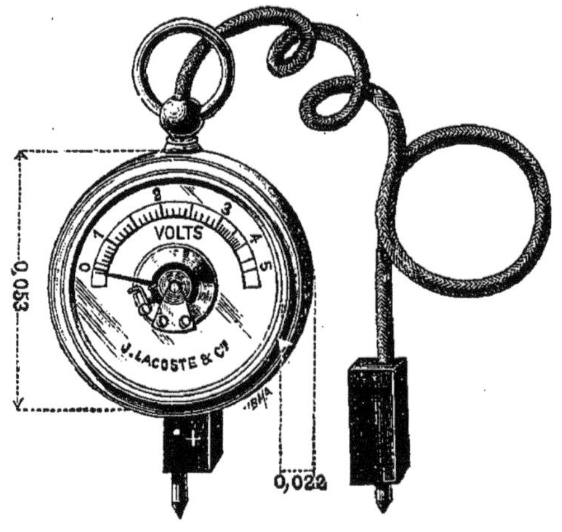

Fig. 14. — Voltmètre.

Cet appareil sera d'un grand secours pour reconnaître dans une batterie un accumulateur défectueux, en prenant séparément le voltage de tous les éléments, pour vérifier si la charge est complète, ou si la décharge doit être arrêtée sous peine de détérioration.

Si les accumulateurs doivent rester plusieurs semaines ou plusieurs mois sans fonctionner, on enlèvera l'eau acidulée et on la remplacera par de l'eau pure. Pour une interruption de peu de durée, charger les appareils à saturation et donner une faible charge au moment de s'en servir.

Pour réparer un accumulateur, on emploiera la soudure : plomb deux parties, bismuth une partie, inattaquable à l'eau acidulée. Pour souder, on se servira d'un fer à souder et de stéarine (bougie).

Pour réparer les bacs en celluloïd, on emploie une dissolution de rognures de celluloïd dans l'acétone, ayant la consistance de sirop ; on presse fortement les parties à assembler pendant 5 minutes. A défaut d'acétone, on peut prendre de l'alcool à 90° et de l'éther à parties égales.

40. Sulfatation des accumulateurs. — Dans un accumulateur sulfaté, l'acide sulfurique de l'électrolyte s'unit à l'oxyde de plomb pour former du sulfate de plomb ; la densité du liquide diminue donc et tend à se rapprocher de celle de l'eau, ce qui est facilement constatable à l'aréomètre Baumé ; les plaques prennent un aspect blanchâtre, surtout les négatives. Comme conséquence, le voltage devient presque nul.

Les causes de la sulfatation sont : 1° l'action de l'air ; 2° la formation naturelle du sulfate dans le sein du liquide ; 3° la décharge trop poussée de la batterie.

Quand un accumulateur est sulfaté, il faut effec-

tuer une ou plusieurs charges dans de l'eau pure
ou dans une solution saturée de sulfate neutre de
soude dans de l'eau ; après quoi on peut remettre
le liquide acide.

Dans les accumulateurs ne fonctionnant pas
régulièrement, on évite le sulfatage en employant
l'électrolyte suivant :

Solution de sulfate de sodium.   .   1 litre
Acide sulfurique à 66°.   .   .   .   5 —
Eau distillée .   .   .   . 19 —

41. Choix des accumulateurs. — Il faut,
autant que possible, choisir des accumulateurs à
bacs en celluloïd, dont la transparence rend plus
facile la vérification des plaques et permet de voir
s'il existe, à l'intérieur, quelque court-circuit ou
quelque anomalie, dans le cas de fonctionnement
défectueux. Les plaques doivent être d'épaisseur
suffisante pour résister au gondolement, cause
fréquente de court-circuit.

Les accumulateurs doivent être de dimensions
différentes, suivant les applications auxquelles on
les destine. Une seule batterie ne peut servir
simultanément pour l'endoscopie et le thermocautère.

On choisira des accumulateurs de 12 ampères-
heures, de faible capacité par conséquent, pour

actionner la lampe frontale. Quatre de ces éléments réunis en tension actionneront une lampe de 7 volts et fourniront une douzaine d'heures d'éclairage, en admettant pour cette lampe une consommation moyenne de un ampère.

Le thermocautère absorbant un minimum de quinze ampères, la capacité des accumulateurs sera au moins de 75 ampères-heures pour les appareils portatifs et de 100 ampères-heures pour les installations fixes. Deux accumulateurs réunis en tension suffiront pour le cautère et trois pour l'anse galvanique.

\ 42. **Charge des accumulateurs.** — Le courant de charge doit avoir une intensité égale au 1/15 environ de la capacité totale ; il ne doit pas être supérieur au 1/10 de cette même capacité. Quant à la tension du courant de charge, il doit être de 2,60 volts par accumulateur, en supposant les éléments montés en tension, c'est-à-dire le pôle positif de l'un relié au pôle négatif de l'élément suivant. Quand les accumulateurs sont reliés en quantité, c'est-à-dire tous les pôles de même nom ensemble, le voltage ne doit pas être supérieur à ce qu'il serait pour un élément seul.

On reconnaît qu'un accumulateur est complètement chargé quand il bouillonne sensiblement et qu'il marque 2,5 volts au voltmètre. Si l'accumulateur ne donne pas résolument 2 volts, on peut être sûr de l'existence d'un court-circuit : passer alors une latte de bois entre chaque plaque pour faire tomber au fond du vase le corps étranger.

Pour charger les accumulateurs, nous envisagerons successivement le cas où le médecin a à sa disposition le courant continu ou alternatif d'un circuit d'éclairage industriel, ou simplement des piles.

43. Charge par courant continu du secteur. — Sur le courant du secteur, on prend deux fils de dérivation dont on commence à déterminer les pôles à l'aide du papier pôle. Voici, d'après Wolff, la façon de préparer ce papier :

Faire dissoudre, d'une part, 1 à 2 grammes de phtaléine du phénol dans 10 centimètres cubes d'eau distillée. On obtient ainsi une émulsion laiteuse de phtaléine. D'autre part, faire dissoudre 20 grammes de sulfate de soude dans 100 centimètres cubes d'eau distillée. Verser le premier liquide dans une cuvette photographique ; y passer successivement, de façon à les bien imprégner, plusieurs feuilles d'un papier légèrement poreux. Faire égoutter ces feuilles de façon à les débarrasser de l'excès de liquide et les plonger, encore humides, dans la solution de sulfate placée dans une autre cuvette.

Après avoir fait tremper les feuilles dans le sulfate, on les fait égoutter et on les sèche à une douce chaleur. Quand le papier est sec, on le découpe en petits carrés dont on fait un carnet pour l'usage.

Les feuilles ainsi préparées sont d'une sensibilité extrême à l'action du courant. Il suffit, au moment d'en faire usage, de les mouiller légèrement.

Pour connaître le sens du courant, on appuie, sur le papier humide, les extrémités des deux fils de cuivre, de manière à laisser entre eux un intervalle de un demi-centimètre à un centimètre.

L'un des fils produira instantanément sur le papier une tache ou une raie rouge intense, due à l'action de la soude mise en liberté sur la phtaléine. Cette tache correspond au pôle négatif.

On peut encore construire facilement un chercheur de pôle de la façon suivante :

On prendra une solution saturée de sulfate de soude colorée à froid par quelques fleurs de mauve ; il suffit, pour cela, de les laisser macérer quelques instants à la température ordinaire. On en remplira un tube de dégagement ordinaire recourbé en forme d'U, de 5 centimètres environ de longueur, dans lequel on plongera l'extrémité des fils de cuivre. Au pôle négatif apparaîtra une teinte verte caractéristique.

On construit actuellement des indicateurs de pôle métalliques en forme de montre très pratiques. La figure 15 représente un indicateur-char-

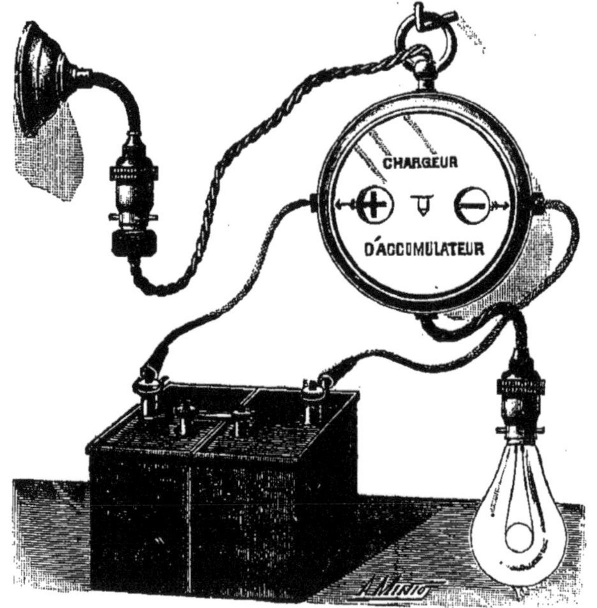

Fig. 15. — Indicateur-chargeur Ulmann.

geur sur lequel on adapte une lampe utilisée comme résistance. Les pôles de l'appareil doivent être reliés en concordance avec ceux de l'accumulateur.

La détermination des pôles étant faite, il y a plusieurs façons d'opérer.

La plus simple consiste à placer sur le circuit

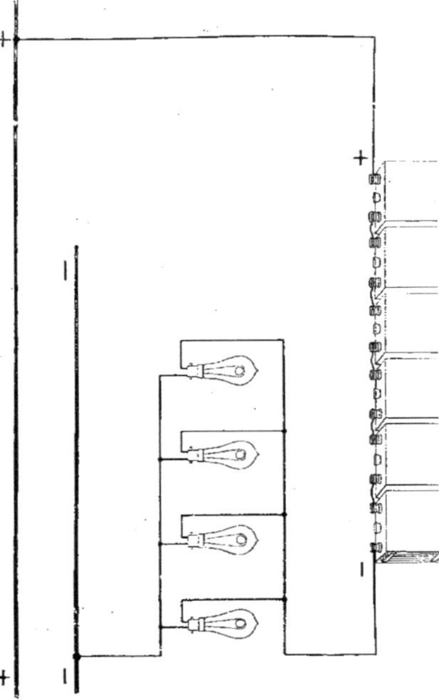

secondaire le ou les accumulateurs à charger, en intercalant, comme résistance, des lampes réunies en quantité et en nombre suffisant pour obtenir l'intensité voulue en ampères, intensité qui dépend du régime de charge des accumulateurs (fig. 16.) Le tableau ci-dessous indique l'intensité du courant que laissent passer sous 110 volts, avec une dépense de 3,50 watts par bougie, les lampes les plus employées.

Nombre de bougies	Consommation en ampères
5	0,15
10	0,30
16	0,50
20	0,60
25	0,75
32	1
50	1,50
100	3

Les lampes sont destinées à absorber l'excès de tension et leur voltage est précisément la différence entre celui de la station et celui des accumulateurs.

Le tableau (fig. 21) peut servir de tableau de charge. Les bornes A sont réunies aux fils de dérivation pris sur le circuit d'éclairage ; les bornes B sont reliées aux accumulateurs. Sur le support de la lampe-résistance L, on peut adapter une prise à baïonnette à plusieurs raccords, trois par exemple, pouvant recevoir des supports-douilles, permettant de placer trois lampes. On aura donc la possibilité, en faisant varier de un à trois le nombre de lampes de 32 bougies de faire varier l'intensité du courant de un à trois ampères.

Exemple I. — Soit à charger un accumulateur de 10 ampères-heures de capacité, sur un secteur à 110 volts. On réunit le pôle négatif déterminé précédemment à la borne noire de l'accumulateur, dont l'autre borne est reliée à une lampe de 105 volts et 32 bougies ; le fil positif du secteur aboutira au pôle resté libre de la lampe. La charge aura lieu en dix heures environ.

Exemple II. — Soit à charger six accumulateurs de 20 ampères-heures, sur un circuit de 110 volts. Les accumulateurs sont reliés en tension et, comme à la fin de la charge le voltage de chaque élément est de 2,5 volts, nous avons, pour la batterie entière : $2,5 \times 6 = 15$ volts. Il nous faudra donc mettre en série des lampes de 90 volts environ et, pour obtenir notre débit normal de deux ampères, nous placerons en dérivation quatre lampes de 16 bougies, ou deux lampes de 32 bougies. La charge s'effectuera dans le même temps que dans l'exemple n° 1.

Ce genre de montage supprime l'emploi de tout

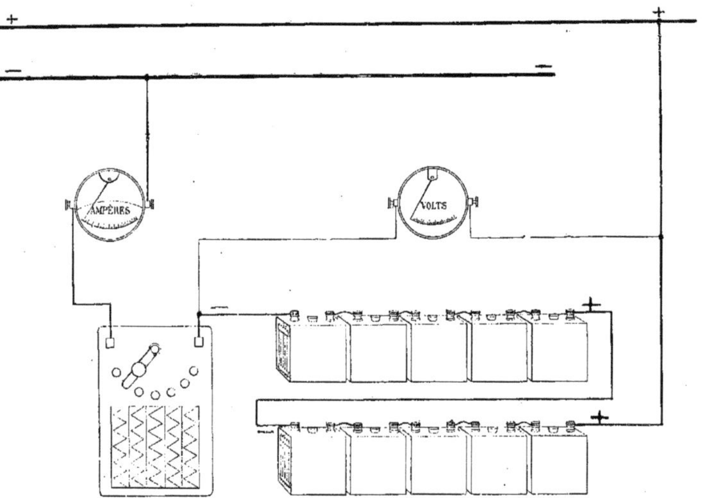

Fig. 17. — Charge d'accumulateurs avec résistance métallique.

appareil de mesure ; il permet même d'utiliser les lampes d'un appartement et de charger les accumulateurs sans dépense de courant, à la condition de n'effectuer la charge qu'aux heures d'éclairage. Cette combinaison est surtout pratique pour un poste fixe d'accumulateurs servant journellement et qui récupéreraient, pendant les quelques heures que dure l'éclairage, la quantité d'énergie utilisée le jour.

Mais il n'est plus pratique pour des accumulateurs d'une certaine capacité, et quand l'intensité de charge est supérieure à quelques ampères, parce qu'il faudrait un nombre de lampes trop considérable.

On aura recours, dans ce cas, à une installation plus complète. Les lampes seront remplacées par un rhéostat réglable, qui aura pour but d'absorber l'excédent de voltage. Ce rhéostat sera composé soit de fil métallique, soit d'une cuve remplie d'eau acidulée, dans laquelle tremperont plus ou moins deux lames de plomb que l'on écartera à volonté l'une de l'autre, suivant l'intensité du courant à obtenir (fig. 17).

Dans tous les cas, un ampèremètre, placé en permanence dans le circuit, renseignera sur l'intensité du courant de charge, et un voltmètre, placé en dérivation aux deux bornes de la batterie, permettra d'apprécier l'état de charge des accumulateurs. Nous avons vu précédemment, qu'un accumulateur complètement chargé doit marquer 2,5 volts ; nous faisons remarquer ici que cette vérification doit se faire avant que l'accumulateur ne soit retiré du circuit de charge, car son voltage tombe rapidement à 2,2 volts.

44. Recharge économique des accumulateurs. — Les dispositifs de charge que nous venons d'indiquer ne sont guère avantageux. Les résistances absorbent en pure perte la plus grande partie du courant. C'est ainsi que dans l'exemple I, 105 volts sur 110 sont absorbés inutilement, d'où une perte d'environ 90 °/₀, et ce rendement est d'autant plus défectueux que le nombre d'accumulateurs est plus restreint.

Lorsque la batterie a une certaine capacité, et que l'on ne regarde pas à l'achat d'un transformateur, il est avantageux d'employer un de ces appareils destinés à abaisser la tension initiale au voltage utile.

Ce transformateur est généralement constitué par un moteur recevant le courant à 110 volts, accouplée à une petite dynamo. Celui de MM. Legros et Meynier ne comprend qu'un moteur à deux enroulements, ce qui simplifie l'appareil.

Le rendement atteint 50 °/₀, c'est-à-dire que si l'appareil moteur absorbe 110 volts et 1 ampère, le courant restitué atteint 11 volts, par exemple, et 5 ampères.

Par suite de ce faible rendement, il s'ensuit que le transformateur n'a plus d'utilité quand la batterie d'accumulateurs atteint un voltage égal à la moitié du voltage du courant du secteur, ce qui a lieu pour une batterie de 22 éléments ($22 \times 2,5$ volts $= 55$ volts).

Qu'une telle batterie soit chargée directement avec un rhéostat sur le circuit d'éclairage, ou indirectement à l'aide d'un transformateur, le résultat est le même et la perte sensiblement égale dans les deux cas.

Il est également facile de voir que pour une batterie supérieure à 22 éléments, la charge di_recte, sans transformateur, est plus avantageuse.

45. Charge par courants alternatifs du secteur. — Pour charger les accumulateurs à l'aide de courants alternatifs on se sert de redresseurs mécaniques ou mieux électrolytiques.

46. *Redresseurs mécaniques. Interrupteur à mercure de M. Villard.* — L'interrupteur de M. Villard, décrit plus loin, permet de charger facilement une petite batterie d'accumulateurs.

On disposera l'appareil comme l'indique la figure 46.

Les accumulateurs reliés en série remplaceront la bobine. Le gros fil partant de l'une des bornes du secteur, au lieu d'être relié à la borne E' de la bobine. sera relié au positif de la batterie dont le négatif sera fixé en D à l'interrupteur.

Si l'on dispose d'une bobine de Ruhmkorff, il sera avantageux d'en relier le condensateur aux bornes D, D' de l'interrupteur.

L'interrupteur de M. Villard permet de charger 10 accumulateurs, environ, au régime de 10 ampères. On peut également, à l'aide d'un transformateur magnétique (§ 57) abaissant le voltage à 40 ou 50 volts, charger 5 à 6 accumulateurs à un régime plus élevé (10 à 25 ampères).

47. *Redresseurs mécaniques rotatifs.*— Ce sont des dynamos à courant continu actionnées par des moteurs à courant alternatif branchés directement sur le circuit d'éclairage.

Il est indispensable d'indiquer au constructeur le voltage de la station centrale et la fréquence du courant alternatif ou nombre de périodes par seconde. La figure 24 donne une idée de ce genre d'appareils.

48. *Redresseurs électrolytiques.* — Ces redresseurs, dont l'emploi se généralise de jour en jour, utilisent les propriétés électrochimiques

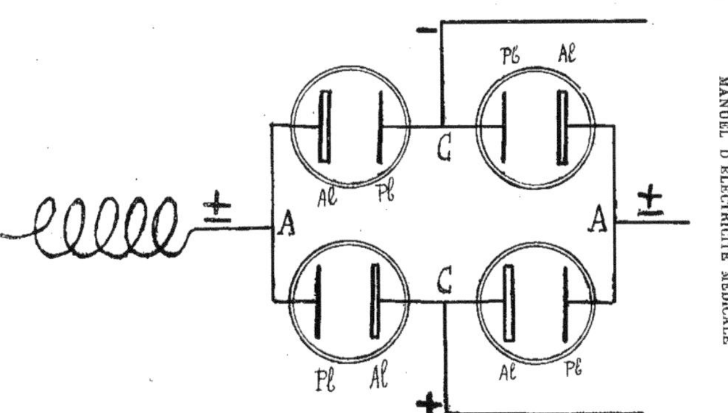

Fig. 18.— Soupape électrolytique pour transformer le courant alternatif en courant continu.

(force électromotrice et capacité de polarisation) d'électrodes en aluminium et plomb, plongées dans des solutions spéciales et qui ne laissent passer le courant que dans un sens.

La soupape électrolytique, genre Nodon, se compose de quatre vases en verre contenant des électrodes de plomb et d'aluminium réunies entre elles conformément au schéma (fig. 18).

Le courant alternatif est amené en A et le courant continu recueilli en C, le pôle positif correspondant aux électrodes d'aluminium. Une bobine de self, destinée à régulariser le courant est placé dans le circuit alternatif alimentant la soupape.

Pour se servir de l'appareil, on ferme le circuit alternatif et, au bout de quelques secondes, on peut utiliser le courant continu. A vide, l'appareil consomme quelques dixièmes d'ampère seulement. En marche, c'est-à-dire quand on utilise le courant redressé, l'intensité augmente avec le débit demandé au courant continu ; elle est sensiblement la même dans les deux circuits.

L'électrolyte, s'il est convenablement choisi, s'échauffe lentement. Il s'altère à la longue et devient alcalin ; on le régénère en y ajoutant quelques gouttes d'une solution acide jusqu'à neutralisation ou même une légère acidité. Le papier tournesol rend compte de ces divers états. Il se forme, à la longue, un dépôt au fond du vase dont il n'y a pas lieu de s'inquiéter.

L'entretien consiste à ajouter de l'eau pure pour remplacer celle qui s'évapore et à retirer les lames d'aluminium après chaque séance. On les lave pendant quelques secondes sous un robinet d'eau, on les essuye sommairement sans abîmer la pellicule isolante blanchâtre formée dans le fonctionnement.

Le plus petit appareil, construit par M. Ancel, a une capacité de 5 à 600 centimètres cubes par élément et peut laisser passer 10 ampères.

Pour charger des accumulateurs dans de bonnes conditions de rendement, ou peut tout d'abord abaisser la tension du courant alternatif, à l'aide d'un transformateur Gaiffe ou Ella et redresser le courant secondaire à l'aide de la soupape électrolytique.

Dans tous les cas, le courant redressé par un procédé ou par l'autre, nous ramène au cas du chapitre précédent. Nous y renvoyons le lecteur.

49. Charge par piles. — On emploiera des piles au bichromate (§ 22) ou mieux les piles de Bunsen telles que nous les avons modifiées (§ 21). On utilisera trois éléments réunis en tension. Les accumulateurs, en nombre quelconque, seront couplés en quantité comme l'indique la figure 19.

L'intensité du courant de charge est donnée par l'équation suivante :

$$I = \frac{E - E'}{R + R'}.$$

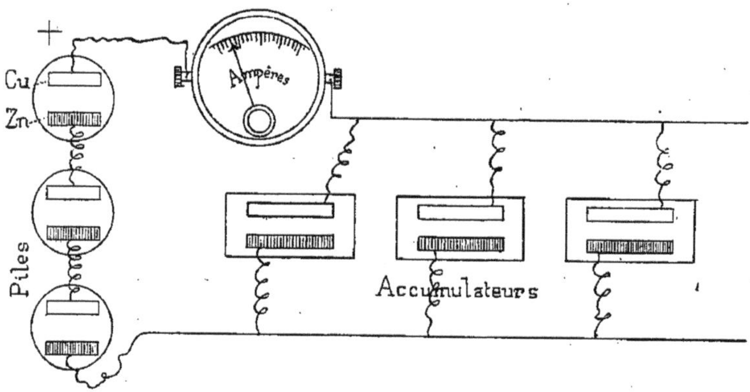

Fig. 19. — Recharge des accumulateurs au moyen de piles.

E' et R' indiquent la force électromotrice et la résistance de la batterie d'accumulateurs, E et R les constantes de la batterie primaire.

On observe une diminution graduelle de l'intensité. Cette diminution est due en partie à l'affaiblissement des piles, en partie à l'accroissement de la force contre-électromotrice développée par les accumulateurs dont le voltage monte progressivement de 1,8 volt, début de la charge, à 2,5 volts.

Un ampèremètre, placé dans le circuit, permet-

tra d'arrêter la charge quand le courant sera
tombé à une intensité insuffisante, 1/2 ampère par

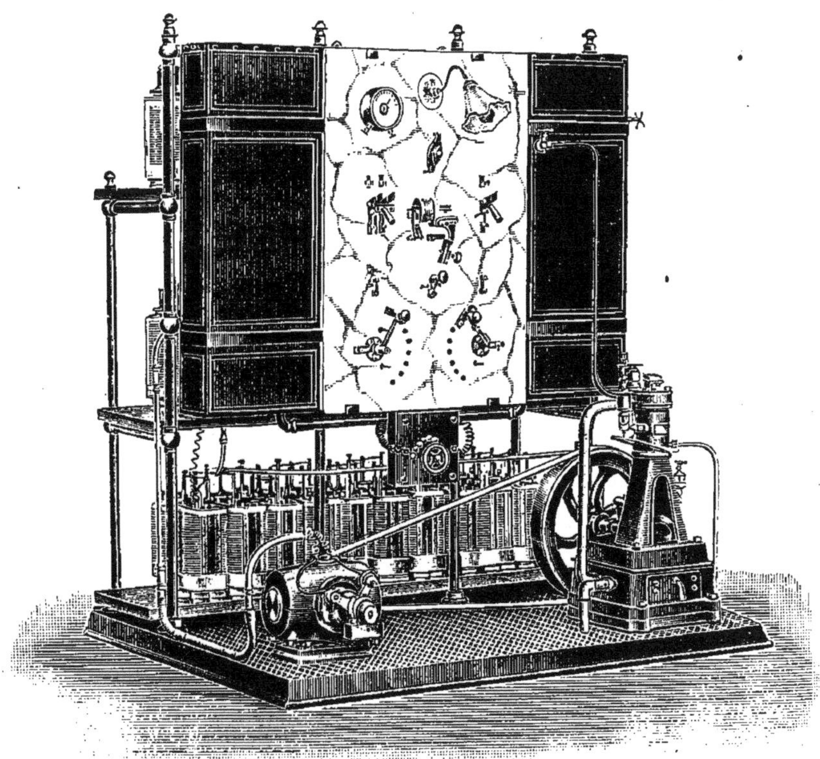

Fig. 20. — Groupe électrogène Schmid.

exemple. Il serait dangereux de laisser les piles
s'épuiser complètement, car, leur voltage devenu
inférieur à celui des accumulateurs, il se produi-
rait un renversement de courant et la décharge des
accumulateurs dans les piles.

50. Chargé des accumulateurs à l'aide d'une dynamo actionnée par un moteur à pétrole. — M. Schmid, de Bar-le-Duc, construit l'ensemble électrogène représenté ci-contre qui constitue une véritable station centrale domestique ne nécessitant que peu de place et ne demandant que le minimum d'entretien et de surveillance.

L'ensemble se compose d'une plaque de fondation sur laquelle se fixe le moteur et la dynamo, puis plusieurs montants tubulaires supportent d'un côté le tableau de distribution encadré des réservoirs nécessaires au moteur, et sur l'autre côté des étagères supportant la batterie d'accumulateurs.

Le moteur du type « La Lorraine » simple, robuste, fonctionne suivant le cycle classique à quatre temps.

La dynamo possède des inducteurs de forme circulaire, et un induit constitué par des tôles assemblées, à rainure, pour le logement des fils. Le tout parfaitement équilibré donne une marche absolument exempte de vibrations.

La batterie d'accumulateurs est composée d'éléments du type « Saturne ». L'absence complète de déformation permet, avec la forme spéciale des électrodes, des écarts considérables de régime de charge et de décharge tels que l'on peut charger un accumulateur « Saturne » en quelques minutes et le décharger en court-circuit, cela sans le moindre inconvénient.

Le tableau de distribution supporte les appareils de mesure, un disjoncteur rompant le circuit de charge des accumulateurs si, par suite d'un arrêt du moteur ou toute autre cause, la dynamo vient à s'arrêter, enfin des appareils de couplage et des coupe-circuits.

Le groupe électrogène se construit avec des moteurs de 1/2 cheval à 10 chevaux.

Le plus petit groupe, comprenant une batterie d'accumulateurs de 24 volts, pourra rendre les plus grands services aux médecins, loin de tous centres, désirant faire de la radiographie ou de la haute fréquence.

ENDOSCOPIE

**51. Emploi direct du courant du secteur
sans l'intermédiaire d'accumulateurs. —**
Dans le cas où l'on se propose simplement l'éclairage des cavités, on peut adopter le dispositif
suivant, qui présente l'avantage de la simplicité,
puisqu'il permet, sans appareil spécial, d'utiliser
le courant d'un circuit d'éclairage alternatif ou
continu.

Il consiste à placer l'endoscope en série sur une
lampe servant de résistance, dont le voltage est la
différence entre celui de la station et celui exigé
pour la lampe frontale.

Si la lampe frontale consomme 1 ampère sous
10 volts, nous mettrons en résistance une lampe
de 110 — 10 = 100 volts et 32 bougies, puisqu'une
lampe de 32 bougies laisse passer un courant
d'environ un ampère.

Pour plus de commodité, on peut disposer sur
une planchette : 2 bornes A reliées au circuit

d'éclairage, deux autres bornes B amenant, par l'intermédiaire d'un fil souple, le courant à la lampe frontale, un interrupteur I et la lampe rhéostat L.

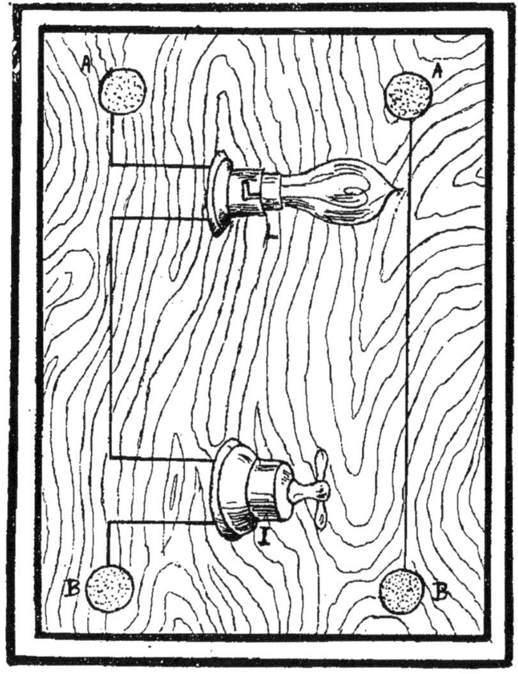

Fig. 21. — Dispositif pour l'emploi direct du courant du secteur sans l'intermédiaire d'accumulateurs.

Les connexions sont faites comme l'indique la figure 21. Si la lampe L nuisait à l'examen, il serait facile d'en cacher les rayons lumineux à l'aide d'un manchon hermétique.

52. Accumulateurs. — Nous avons vu (§ 41) la nature des accumulateurs à employer pour éclairer une lampe frontale de 7 volts. Le lecteur trouvera à ce paragraphe tous les renseignements sur la capacité et le nombre des éléments nécessaires.

53. Piles. — Nous avons déjà parlé de l'application des piles Leclanché (§ 25) à éclairage intermittent. C'est évidemment la pile idéale, car elle n'exige, pendant des mois, ni manipulation ni entretien. Les éléments seront de dimensions aussi grandes que possible, 18 centimètres au moins. La lampe aura un voltage égal au nombre de piles employées. Six éléments pourront donc éclairer une lampe de 6 volts.

Comme appareil portatif, on utilisera les piles au bichromate à un seul liquide, employées pour les cautères (voir caustique), mais moins puissantes ; on se contentera, par élément, d'une plaque de zinc entourée de deux plaques de charbon. Ce nombre d'électrodes est suffisant pour obtenir l'intensité du courant exigée par la lampe frontale, dont on calculera le voltage sur 1,5 volt par élément. La lampe de 6 volts, ordinairement employée, exigera donc 4 éléments au bichromate reliés en tension.

CAUSTIQUE

54. Le courant nécessaire à l'électro-caustique
et à l'anse galvanique sera pris, chaque fois qu'on
le pourra, à une batterie d'accumulateurs. Nous
avons vu plus haut (§ 41) qu'il était indispensable,
pour s'éviter des mécomptes, d'employer des éléments d'une capacité aussi grande que possible.

Pour l'utilisation directe du courant continu ou
alternatif d'un circuit d'éclairage, on pourrait
évidemment employer le dispositif indiqué à l'endoscopie. Mais ce dispositif ne serait guère pratique pour les raisons suivantes :

1° Parce qu'il faudrait placer en dérivation un
nombre de lampes trop considérable pour obtenir
l'intensité voulue ;

2° Parce qu'il faudrait de véritables câbles
pour le courant d'arrivée ;

3° Enfin parce que le courant ainsi produit
reviendrait à un prix exagéré.

En effet, supposons un cautère absorbant 15

ampères sous 6 volts, l'énergie dépensée sera $15 \times 6 = 90$ watts. Or, pour la production de ces 90 watts, nous serions obligés d'employer un courant de 110 volts $\times$ 15 ampères $= 1650$ watts, d'où une perte de $1650 - 90 = 1560$ watts, soit deux chevaux électriques.

Inutile d'ajouter quoi que ce soit à l'éloquence de ces chiffres ; cette remarque s'applique du reste à tous les appareils dits réducteurs de potentiel qui, au moyen de résistances métalliques, absorbent 95 p. 100 du courant primaire.

Ces considérations s'appliquent évidemment à l'endoscopie seule, où la perte d'énergie, bien que dans les mêmes proportions que ci-dessus, se trouve néanmoins négligeable par suite de la faible intensité du courant employé. C'est donc aux transformateurs qu'il faudra s'adresser chaque fois que l'on voudra ramener, dans de bonnes conditions, au voltage voulu, le courant à 110 volts des usines centrales.

55. Les transformateurs diffèrent suivant que le courant à transformer est continu ou alternatif.

56. **Transformation d'un courant alternatif.**— Le courant alternatif est le courant qui se prête le mieux à la transformation.

On arrive facilement à élever ou à abaisser le voltage d'un courant alternatif à l'aide d'appareils identiques, comme principe, à la bobine de Ruhmkorff et qu'on appelle des transformateurs à induction magnétique.

Soit, en effet, une bobine de Ruhmkorff, supprimons l'interrupteur, et envoyons, dans le gros fil de la bobine, un courant alternatif à basse tension, nous recueillerons dans le fil fin du secondaire un courant alternatif de haute tension. Envoyons, au contraire, un courant alternatif à tension élevée dans le fil fin de notre bobine, et nous allons recueillir dans le gros fil un courant alternatif à bas voltage ; nous aurons alors réalisé un transformateur du genre de ceux que nous allons décrire.

57. Transformateur à induction de Gaiffe. — L'appareil est un transformateur à circuit magnétique fermé, calculé de telle sorte qu'il suffise d'un seul rang de fil secondaire pour obtenir l'effet voulu. Les secondaires S¹, S², sont roulés extérieurement et la partie supérieure dénudée permet, à l'aide de deux manettes B, *b*, de ne prendre que le nombre de spires actives dont on a besoin. La manette B correspond au circuit de cautère et ne peut aller au-delà du gros fil ; la manette *b* règle le circuit de lumière, mais elle ne peut parcourir tout l'appareil.

Les limites dans lesquelles on peut utiliser cet appareil sont :

		Volts	Ampères
Peuvent servir simulta-nément............. { Cautères de..	0 à 8	0 à 30
	{ Lumière de..	0 à 16	0 à 2
Courant sinusoïdal de................		0 à 24	0 à 2

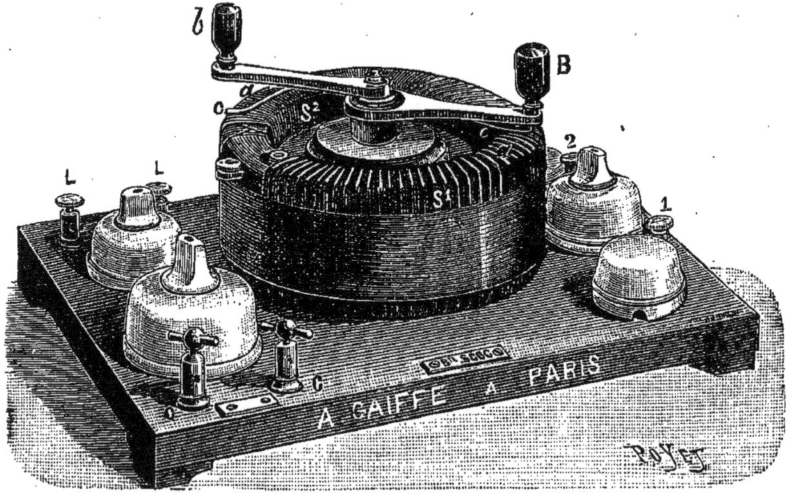

Fig. 22. — Transformateur universel de Gaiffe.

Les cautères prennent de 2 à 3 volts et de 10 à 30 ampères.

Les anses gavalniques nécessitent jusqu'à 8 volts avec la même intensité que les cautères.

Les lampes d'exploration prennent de 2 à 10 volts et de 0,5 ampère à 1,5 ampère.

Pour le courant sinusoïdal, les maxima sont employés dans les bains hydro-électriques, dans lesquels il suffit de 20 volts pour obtenir les 100 à 125 milliampères qui sont la limite de ce qu'on peut supporter. Cet appareil permet d'arriver à des résultats excellents, tant au point de vue du réglage que de la dépense.

En pleine charge, c'est-à-dire avec un cautère nécessitant 8 volts et 30 ampères, marchant simultanément avec une lampe de 16 volts 2 ampères, au total $(8 \times 30) + (2 \times 16) = 272$ watts, l'intensité dans le primaire est de 3 ampères et la dépense d'énergie de $3 \times 110 = 330$ watts, d'où un rendement de 85 p. 100 environ.

58. Transformateur Ella. — Le transformateur Ella, pour courant alternatif, est à grand rendement. Il consomme environ 1 ampère sous 110 volts au primaire, et donne de 5 à 25 ampères sous 20 ou 4 volts au secondaire. Il est monté sur une planchette avec 4 bornes, 4 coupe-circuits, interrupteur bi-polaire et commutateur à 4 directions.

59. Transformation d'un courant continu. — Les transformateurs magnétiques peuvent être utilisés pour ce cas spécial. Mais il faut préalablement, avant d'envoyer le courant dans la bobine, ou le transformer en alternatif à l'aide d'une dynamo, ou l'interrompre à l'aide d'un interrupteur rapide. M. Heller a constitué de la sorte, avec un interrupteur à platine, un condensateur pour supprimer l'extra-courant d'ouverture et un transformateur magnétique, un appareil très simple destiné à rendre les plus grands services.

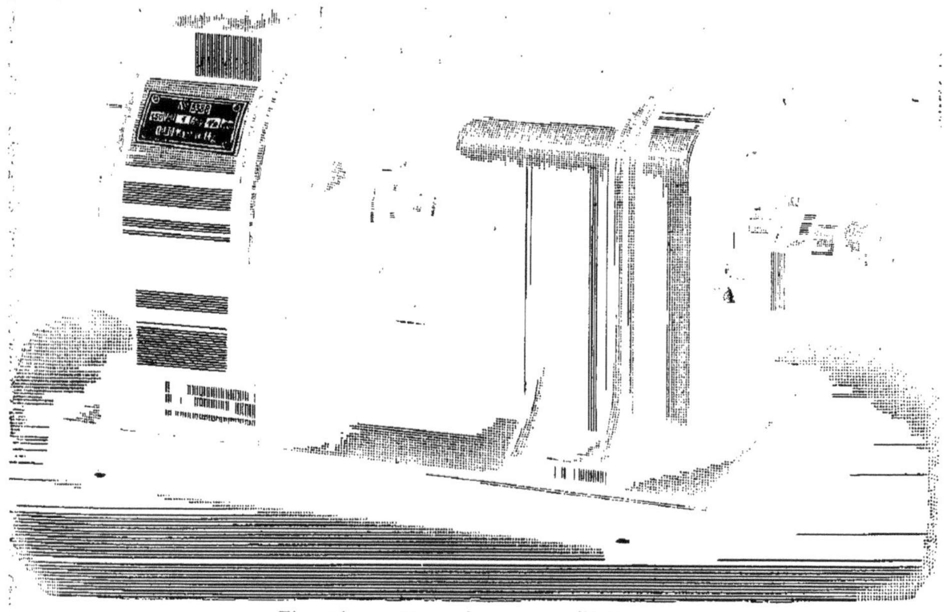

Fig. 23. — Transformateur Heller.

Un autre genre d'appareil comprend deux dynamos accouplées, dont la première fait l'office de moteur et reçoit le courant du secteur et dont la seconde restitue l'énergie électrique en un courant de haute intensité et de bas voltage. C'est là un transformateur rotatif (fig. 23).

60. Cet appareil se prête à tous les genres de transformation : transformation d'un courant continu de haut voltage en courant continu de haute intensité et de bas voltage ; transformation d'un courant continu en courants alternatifs pour faradisation ; transformation de courants alternatifs en courant continu, application déjà mentionnée plus haut, à propos de la charge des accumulateurs par les courants alternatifs.

61. Emploi des piles pour la caustique. — Les piles à acide chromique et à immersion réglable sont les plus employées pour la galvanocaustique. Comme le cautère exige un courant très intense, on est obligé de donner aux électrodes une surface active aussi grande que possible. Pour remplir ces conditions sous le volume le plus restreint, on monte parallèlement et alternativement, sur une plaque isolante, des lames de charbon et de zinc.

On abaisse cette plaque plus ou moins, à l'aide d'une manivelle, de façon à faire tremper les électrodes dans des auges d'ébonite ou de verre, placées au-dessous et remplies de la solution bichromatée. L'immersion est réglée suivant la température que l'on désire donner au cautère et suivant l'état d'usure du liquide. Cette facilité de faire varier l'intensité du courant, en immergeant une plus ou moins grande longueur d'électrodes, permet de supprimer le rhéostat.

Les éléments sont réunis dans une boîte au

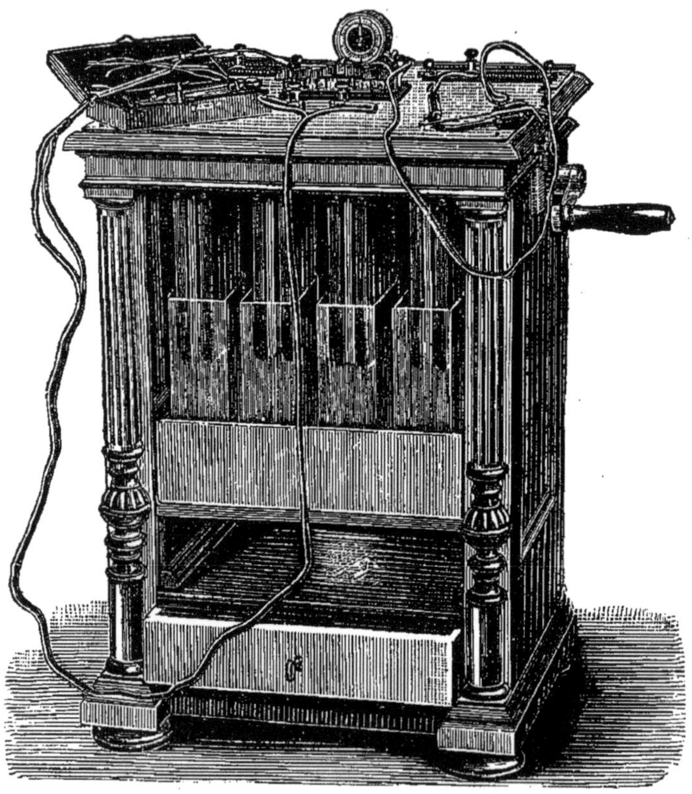

Fig. 24. — Batterie pour la caustique, modèle Heller.

nombre de deux ou quatre, que l'on couple à volonté, à l'aide d'un appareil spécial, en quantité ou en tension.

Le liquide aura la composition suivante :

$$\left\{ \begin{array}{ll} \text{Bichromate de soude} & 150 \text{ gr.} \\ \text{Acide sulfurique} & 250 \text{ cc.} \\ \text{Eau} & 1000 \text{ cc.} \\ \text{Bisulfate de mercure} & 50 \text{ gr.} \end{array} \right.$$

Cette solution étant fortement acide, il est nécessaire, pour éviter une attaque trop vive du zinc, d'entretenir ce dernier parfaitement amalgamé.

L'emploi simultané de la galvano-caustique et de la lumière, à l'aide d'une même batterie, n'est pas à recommander. On aura tout avantage à utiliser deux batteries séparées, l'une pour la caustique, l'autre pour la lumière.

COURANTS CONTINUS

62. Pour l'application des courants continus, on peut se servir d'accumulateurs si on dispose d'un certain nombre de ces appareils. Plus généralement, c'est aux piles que l'on a recours. Peu importe leur nature ; on choisira à volonté des éléments au bichromate, au bioxyde de manganèse, au bisulfate de mercure, au sulfate de cuivre, etc. Chaque constructeur a ses préférences.

On croit généralement qu'il est nécessaire d'employer des éléments aussi grands que possible ; c'est là une erreur. En effet, quelles que soient les dimensions de deux piles de même nature, la force électromotrice est identiquement la même. Elles diffèrent simplement par la résistance intérieure plus faible dans les grands éléments que dans les petits. Pour certains usages, cette différence aurait son importance. En électrothérapie, la résistance d'une pile, quelle qu'elle soit, est bien négligeable, si on la compare à la résistance du corps humain. Si nous admettons une résistance moyenne de 0,25 ohm pour un grand élément, 1.50 ohm pour un petit et 1500 ohms pour le corps humain et que nous calculions l'intensité du courant produit en employant successivement une batterie de 10 éléments de chaque grandeur, nous aurons avec la formule de Ohm $I = \dfrac{n\mathrm{E}}{n\,r + \mathrm{R}}$ les résultats suivants :

1° Avec les piles grand modèle ;

$$I = \frac{10 \times 1,50}{(10 \times 0,25) + 1500} = 9,9 \text{ milliampères}$$

2° Avec les piles petit modèle :

$$I = \frac{10 \times 1,50}{(10 \times 1,50) + 1500} = 9,8 \text{ milliampères}$$

Comme on le voit, l'intensité peut être considérée comme identiquement la même dans les deux cas.

Cependant, chaque fois qu'on en aura la possibilité, comme dans une installation fixe, il faudra donner la préférence aux éléments de grandes dimensions, qui ont une capacité plus grande et permettent une constance plus rigoureuse du courant dans les applications de grande intensité.

Dans ce cas, nous emploierons les piles Leclanché au bioxyde de manganèse de 15 centimètres de haut avec vase poreux ou sac de toile, comme dans les piles servant à l'endoscopie ; mais comme le zinc circulaire est complètement inutile, nous le remplacerons par un simple bâton de zinc.

Pour les batteries portatives, on peut utiliser les petits éléments genre Leclanché indiqués au chapitre *Faradisation*, ou l'une des piles décrites ci-dessous.

63. Pile Gaiffe. — C'est une pile Leclanché modifiée, dans laquelle le sel ammoniac est remplacé par une dissolution de chlorure de zinc (200 grammes par litre d'eau). Cette solution est bonne conductrice, elle n'attaque pas le zinc à circuit ouvert et dissout parfaitement l'oxychlorure de zinc formé de sorte qu'il n'y a pas de matières insolubles dans l'élément. Le vase poreux en terre est remplacé par un vase poreux en charbon servant en même temps de pôle positif et percé dans toute sa longueur d'une cavité dans laquelle on place le bioxyde de manganèse. Le vase de verre carré qui contient l'élément est complétement fermé par un bouchon luté à la cire ; ce bouchon présente seulement un trou par lequel on verse le liquide et par lequel entre le bâton de zinc.

La force électromotrice, un peu inférieure à celle de la pile Leclanché, est de 1,3 volt.

64. Pile au sulfate de mercure. — Les piles
précédentes restent constamment montées et prê-

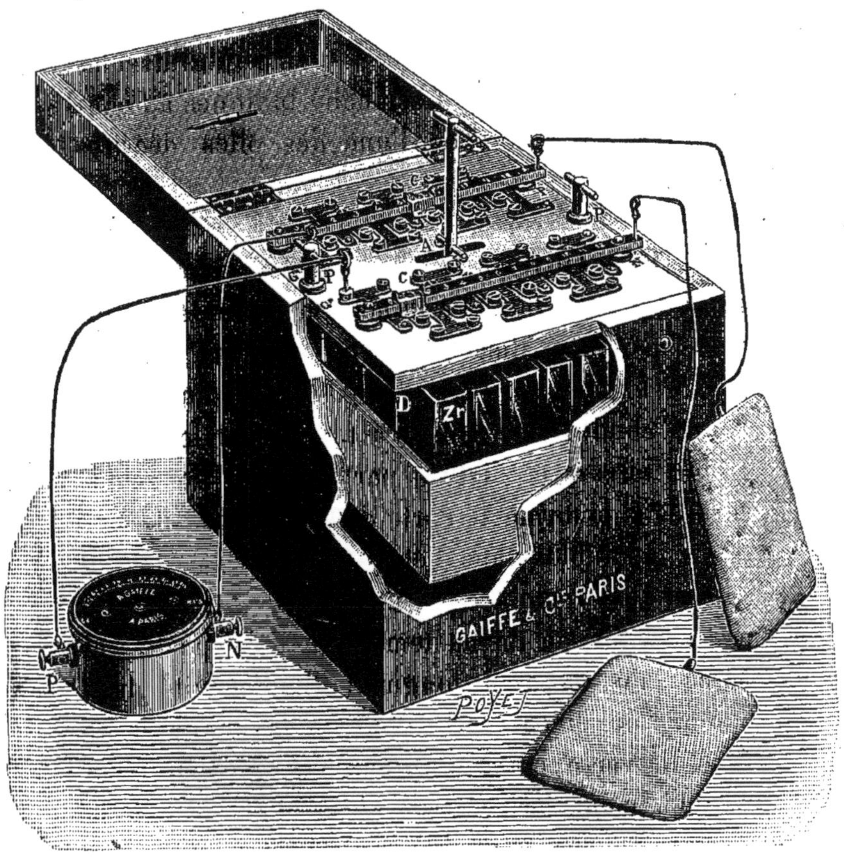

Fig. 25. — Batterie Gaiffe au sulfate de mercure.

tes à servir, les électrodes étant en contact per-
manent avec le liquide actif. Ce serait évidemment parfait si, malgré le choix du liquide pour

éviter l'attaque du zinc à circuit ouvert, on n'observait, au bout de quelques mois, une diminution graduelle du courant. Aussi, à part les installations fixes où l'on peut employer les piles Leclanché de grandes dimensions, on choisira de préférence les piles au sulfate de mercure. Pour les appareils portatifs, ces piles présentent sur les éléments constamment immergés du type Leclanché, l'avantage de pouvoir rester indéfiniment montées sans usure appréciable. L'usure des éléments reste donc proportionnée au travail produit.

La pile se compose d'une solution de sulfate de mercure dans laquelle plongent un bâton de zinc et de charbon, ou un charbon circulaire avec un zinc central pour les applications de hautes intensités. Les électrodes, en nombre variable, sont placées à la partie inférieure d'une planchette. Un système d'immersion assure, au moment voulu, le contact entre les électrodes et le liquide soit par un abaissement de la planchette, soit par un mouvement ascentionnel des vases contenant le liquide.

Certains artifices sont employés par les constructeurs pour éviter le renversement du liquide dans les déplacements.

M. Chardin se sert de flotteurs de liège. Au repos, les électrodes reposent seulement sur le flotteur qui occupe tout naturellement la partie supérieure du liquide.

Vient-on à faire appuyer les éléments sur les flotteurs en soulevant les flacons, les flotteurs s'enfoncent pour faire remonter le liquide qui baigne alors les éléments. Par l'éloignement des électrodes, les flotteurs reprennent leur situation normale au-dessus du liquide et ferment de nouveau la pile.

La solution dépolarisante aura la composition suivante :

Bisulfate de mercure.....   150 grammes
Eau.....................   1000   —
Acide sulfurique.........   60   cc.

Dans un vase de grès ou de porcelaine, on met le bisulfate et l'eau, et tout en agitant à l'aide d'une baguette de verre, on ajoute l'acide par minces filets pour produire un échauffement graduel.

Après dissolution complète, on laisse refroidir avant d'utiliser la solution.

La force électromotrice d'une pile au bisulfate de mercure est de 1,53 volt.

65. **Pile au bichromate.** — Cette pile, plus rarement employée que la précédente n'en diffère

que par la nature du dépolarisant. La composition du liquide bichromaté est la même que pour la pile Grenet (§ 23). Comme nous l'avons vu précédemment, la force électromotrice de cette pile est de 2 volts.

66. Pile au sulfate de cuivre. — Cette pile n'est pas à recommander pour la galvanisation. Sa force électromotrice est faible et elle use plus en circuit ouvert qu'en travail normal.

67. Vérification d'une batterie de piles à courant continu. — Pour constater si une batterie de piles fonctionne, on fixe dans deux bornes de l'appareil une des extrémités des cordons, dont les extrémités libres sont mises en contact.

L'aiguille du galvanomètre doit immédiatement quitter sa position d'équilibre et être rejetée à l'autre extrémité du cadran.

Si le galvanomètre ne donne aucune indication c'est qu'il existe une interruption dans le circuit. Cette interruption vient ou des piles, ou des cordons, ou des appareils interrupteurs et renverseurs.

68. Vérification des cordons. — On réunit les deux bornes positive et négative de la batterie par un objet métallique quelconque. Si le galvanomètre dévie, c'est que les deux cordons ou tout au moins l'un des deux est défectueux. En réunissant alors les deux bornes successivement avec chacun des cordons on arrive à trouver le mauvais.

68 *bis*. Vérification des accessoires. — Si l'objet métallique reliant les deux bornes ne donne lieu à aucune déviation du galvanomètre, il faut pendant que le circuit est fermé, examiner les connexions, les contacts, serrer les vis, regarder si les plots et la manette du collecteur ne sont pas oxydés, etc.

69. Vérification des piles. — Si les recherches précédentes restent infructueuses, c'est que le défaut vient des piles. Les deux bornes restant toujours reliées par un fil métallique, on fait entrer successivement dans le circuit, à l'aide du collecteur ramené préalablement sur le premier plot, tous les éléments de la batterie. Le galvanomètre retombera à zéro quand la manette arrivera sur le plot correspondant à l'élément défectueux. Il ne faut pas oublier qu'un élément hors de service empêche le fonctionnement de tous ceux qui le suivent.

70. **Réglage des courants continus.** —

Pour régler et graduer le courant continu, on se sert ou d'un collecteur, ou d'un réducteur de potentiel.

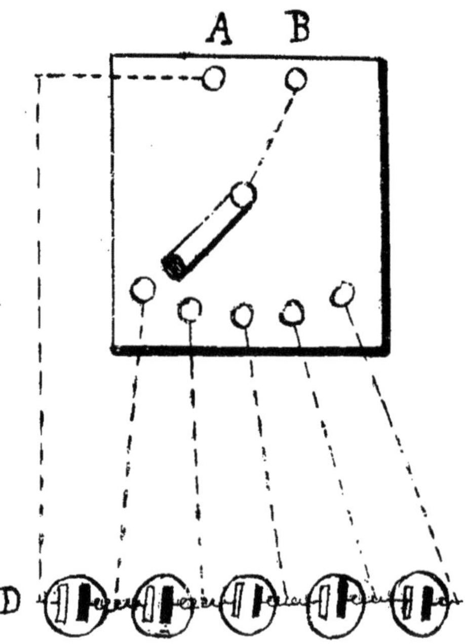

Fig. 26. — Collecteur.

71. **Collecteur.** — Le collecteur permet d'introduire dans le circuit toutes les piles de la batteria à l'aide d'une manette qui passe successivement sur un certain nombre de plots comme l'indique la figure 26.

Les éléments sont réunis en tension et chaque plot est relié au fil de connexion qui réunit deux éléments consécutifs. On peut se servir également d'un collecteur double qui permet, comme le précédent, d'introduire dans le circuit un nombre quelconque d'éléments mais qui, de plus, donne la possibilité de prendre cette série de piles à n'importe quel point de la batterie. Cette disposition permet de répartir uniformément l'usure sur tous les éléments.

72. Réducteur de potentiel. — Quand les appareils de mesure et de groupement sont placés sur un tableau mural, il n'est guère pratique d'amener au tableau un nombre de fils, parfois considérable, correspondant au nombre de piles employées, aussi remplace-t-on volontiers le collecteur par un réducteur de potentiel. Les deux fils extrêmes de la batterie de piles couplées en tension, le positif et le négatif, sont amenés seuls à l'appareil.

Ce réducteur de potentiel dont nous avons vu plus haut le principe (§ 32) dépense en lui-même une faible partie du courant initial ; aussi doit-on employer des éléments aussi grands que possible.

73. Courant du secteur. — Pour appliquer à la thérapeutique le courant continu du secteur, on abaisse son voltage au moyen de réducteurs de potentiel qui permettent en outre, une graduation insensible du courant. Si sa résistance est suffisante et calculée à cet effet, le réducteur peut être mis directement en circuit sur le courant de la ville ; sinon, on peut abaisser préalablement le voltage en plaçant en tension avec le réducteur de potentiel, une lampe de voltage convenablement choisi. Cette lampe pourra être remplacée par d'autres de pouvoir éclairant différant selon l'intensité du courant que l'on veut faire circuler dans le circuit d'utilisation. Il faut prendre soin de bien isoler le malade et éviter de le mettre en communication avec le sol par l'intermédiaire d'une conduite d'eau ou de gaz.

Pour utiliser le courant alternatif, il faudrait le redresser, comme pour la charge des accumulateurs, à l'aide de redresseurs mécaniques ou électrolytiques et réduire ensuite son voltage à l'aide d'un réducteur de potentiel.

74. Renverseur de courant. — L'installation est complétée par un renverseur destiné à changer le sens du courant et par un appareil de mesure : le milliampèremètre. On choisira indistinctement entre le renverseur à lame, le renverseur de Ruhmkorff, le renverseur à levier et le renverseur de Bertin. Tous ces appareils remplissent parfaitement le but qu'on se propose ; leur forme seule peut influer sur le choix d'un modèle plutôt que d'un autre.

75. Milliampèremètre. — Le milliampèremè-

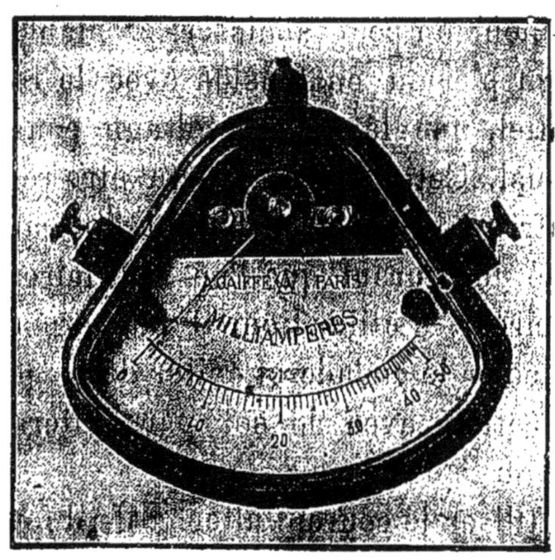

Fig. 27. — Milliampèremètre de Meylan-d'Arsonval.

tre n'est pas indispensable dans un grand nombre de cas. Il est bon tout au moins d'intercaler dans le circuit un galvanomètre, ne serait-ce qu'une simple boussole galvanométrique, pour renseigner sur le passage du courant. Cet appareil ne pourra évidemment pas donner d'indication exacte sur l'intensité du courant, puisque sa graduation est arbitraire ; il permettra du moins une évaluation comparative pour des applications successives sur le même malade ou sur des malades différents.

COURANTS FARADIQUES

76. L'appareil utilisé pour produire le courant faradique est la bobine de Ruhmkorff. C'est un instrument dans lequel on utilise les phénomènes d'induction électro-magnétique pour transformer le courant de la pile, dont la différence de potentiel est relativement faible, en un courant dont la différence de potentiel est considérable.

77. **Induction électro-magnétique.** — Si un aimant, placé à l'intérieur d'une bobine de fil en est retiré subitement, il se produit dans la bobine un courant électrique instantané dont la force électromotrice est d'autant plus grande que l'aimant a été retiré plus brusquement. Si au lieu d'un aimant d'acier on emploie un électro-aimant on peut, en fermant ou en rompant le courant, produire et détruire le magnétisme bien plus soudainement que dans l'expérience précédente.

78. **Bobine d'induction.** — La bobine d'in-

duction se compose donc d'un électro-aimant placé
à l'intérieur d'une bobine de fil fin et d'un inter-

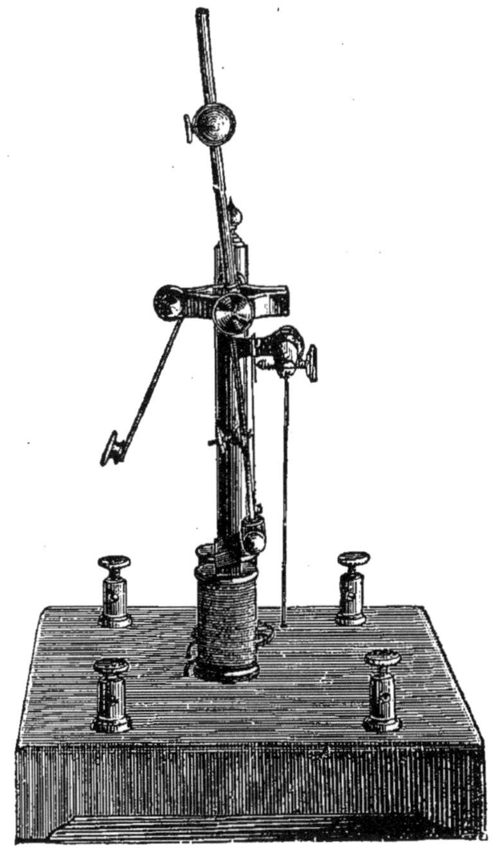

Fig. 28. — Interrupteur à balancier de Lacoste.

rupteur. L'électro-aimant, qui constitue le circuit
primaire ou circuit inducteur, est constitué par un
gros fil, formant un petit nombre de spires, par-

couru par le courant des piles ; le circuit secondaire ou circuit induit est formé d'un fil très fin et très long enroulé autour du premier.

Le barreau de fer doux de l'électro est ordinairement remplacé par un faisceau de fils de fer qui a l'avantage de perdre plus vite son aimantation.

79. Interrupteur. — L'interrupteur est une lame vibrante identique à l'interrupteur des sonneries ordinaires ou un système plus compliqué permettant de faire varier les interruptions dans des limites parfois considérables telles que 30 à 3000 interruptions par minute (fig. 28).

Dans les bobines dites à chariot, la bobine induite est mobile et peut recouvrir plus ou moins la bobine inductrice ou s'en éloigner suffisamment pour annuler l'induction. Cette disposition permet, en outre, de substituer l'une à l'autre des bobines induites dont le fil est de grosseur différente.

Dans les bobines à circuit secondaire fixe, la graduation s'obtient à l'aide d'un tube de laiton que l'on enfonce plus ou moins sur le faisceau de fer doux de l'appareil. L'action est à son minimum quand le faisceau est complètement recouvert.

80. Condensateur. — La bobine d'induction est également munie d'un condensateur placé dans le socle de l'appareil. Ce condensateur est formé d'un certain nombre de feuilles d'étain séparées

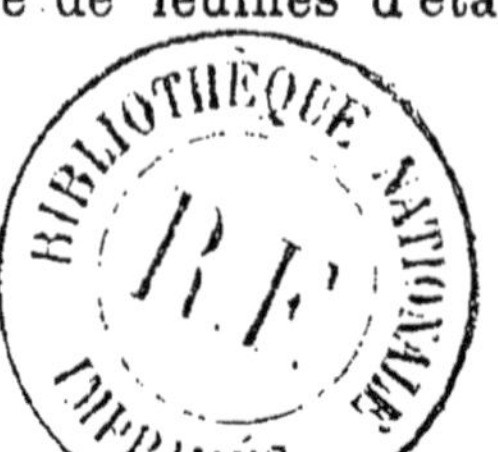
BIBLIOTHÈQUE NATIONALE R. F. IMPRIMÉS

par des feuilles de papier paraffiné. Toutes les
feuilles paires sont réunies ensemble, de même
toutes les feuilles impaires. Ces deux groupes de
feuilles sont reliés l'un à la lame vibrante de l'interrupteur ; l'autre à la vis de contact du trembleur. Le condensateur sert à absorber le courant
de self-induction qui se produit à la rupture du
courant de la pile. A ce moment il se forme, en
effet, dans l'électro-aimant, un courant de self-induction ou extra-courant de même sens que le
courant primaire, et qui, par suite, tend à pro-
longer l'aimantation du noyau. Quand on emploie
un condensateur, l'extra-courant sert à charger
le condensateur, qui, se déchargeant de lui-même
instantanément, envoie autour de la bobine un
courant de sens inverse qui en détruit l'aimantation.

81. Forme du courant. — Le courant recueilli au secondaire est, comme tous les courants induits, alternatif. On peut voir, par le dia-
gramme ci-dessous, combien la courbe représentative de ce courant est irrégulière. Elle est constituée par une série d'ondes inégales se rappor-
tant alternativement à l'ouverture et à la fermeture
du courant.

La partie de la courbe, située au-dessous de la
ligne des abscisses AB, correspond au courant

induit de faible intensité résultant de la fermeture
du courant de la pile. L'ouverture du courant primaire développe, au contraire, dans l'induit, un

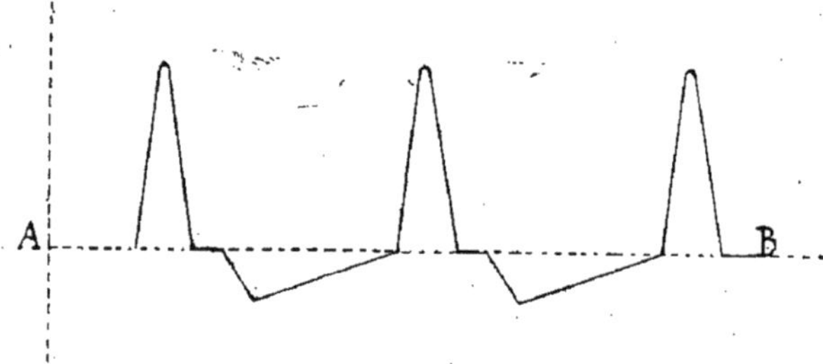

Fig. 29. — Courbe représentative du courant faradique.

courant de sens contraire au premier et d'une
certaine valeur comme le représente la partie de
la courbe située au-dessus de AB. Ce courant
induit d'ouverture arrive presque instantanément
à sa valeur maximum et sa décroissance est aussi
rapide que son accroissement.

La partie horizontale de la courbe correspond
au temps que met la lame vibrante à rétablir le
contact, temps pendant lequel il ne se produit
aucun courant dans la bobine secondaire.

En réalité, quand les deux fils de la bobine induite sont réunis par une grande résistance, les
ondes d'ouverture, qui ont une certaine valeur,
passent seules ; il s'ensuit que dans les applications médicales, les fils sont toujours l'un positif
et l'autre négatif. On reconnaît ce dernier à la

sensation plus douloureuse qu'il donne sur les téguments.

82. Courant du secteur. — Le courant du secteur peut être utilisé pour actionner les appareils d'induction. On peut avoir recours au dispositif indiqué plus haut (fig. 21). Il suffit de fixer aux bornes B les fils se rendant à la bobine et de remplacer la lampe rhéostat de 32 bougies par une lampe de 5 ou de 10 bougies qui laissera passer un courant suffisant.

Quand le secteur distribue du courant alternatif simple, on peut, en branchant la bobine comme précédemment, supprimer le trembleur en calant la vis de serrage ; mais dans ce cas le nombre des interruptions est invariable et forcément égal à la fréquence du courant alternatif. De plus, le courant recueilli est un courant sinusoïdal. En utilisant le trembleur, le courant est interrompu sur chaque phase, un certain nombre de fois et nous sommes ramenés au cas précédent.

Si le circuit d'éclairage est alimenté avec du courant triphasé, la suppression du trembleur ne donnerait aucun résultat. Il faut toujours interrompre le courant dans le primaire pour obtenir un courant d'induction dans le secondaire de la bobine.

83. Piles. — Les piles sont les appareils de choix pour les bobines transportables.

Les piles au bichromate à un seul liquide, ou les piles au sulfate de mercure, sont généralement les plus employées ; cependant, pour des raisons de commodité, nous donnons la préférence aux piles au bioxyde de manganèse, toujours prêtes à servir, sans manipulation préalable.

On trouve dans le commerce de petits éléments à sacs, bouchés à la cire, de 11 centimètres de haut sur 5 centimètres de côté, que l'on charge avec une solution de sel ammoniac. Mais il se forme rapidement, entre le zinc et le sac, des cristaux d'oxychlorure, mauvais conducteur, qui augmentent rapidement la résistance intérieure de la pile et la mettent hors d'usage. Nous conseillons donc, comme liquide excitateur, la solution suivante :

Chlorhydrate d'ammoniaque.... 100 gr.
Sulfate d'ammoniaque .... 100 gr.
Eau........................... 1 litre.

La pile, ainsi chargée, donne 6 ampères en court-circuit. Un seul élément peut, à la rigueur, servir ; mais, quand on le peut, il est préférable d'en coupler deux en quantité, c'est-à-dire les pôles de même nom ensemble. On obtient de la sorte une pile de capacité double, résistant mieux à un travail prolongé. Pour les installations fixes, on peut faire usage des piles Leclanché à grande surface, employées en endoscopie.

Certains appareils à induction voltaïque fonctionnent, comme nous le disions plus haut, à l'aide d'une pile au sulfate de mercure. Deux éléments sont réunis en série; chaque élément est

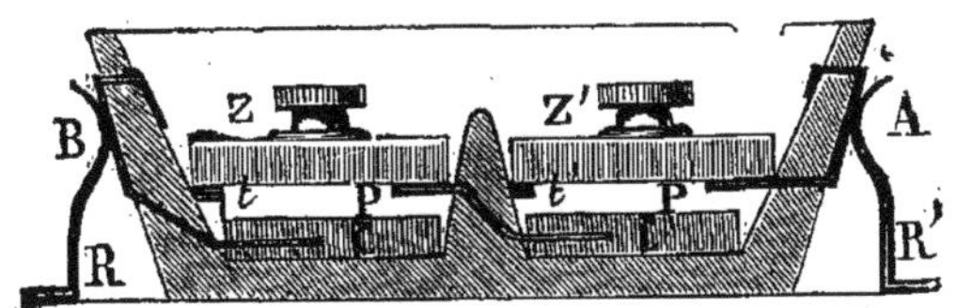

Fig. 30. — Pile au sulfate de mercure

contenu dans une petite cuvette distincte d'ébonite, au fond de laquelle est une plaque de charbon ; sur le charbon on met un peu d'eau et de sulfate de protoxyde de mercure ; dans ce liquide vient baigner une petite plaque de zinc amalgamé, qu'on saisit par un petit bouton placé en son centre. Le zinc repose sur de petits fils de platine saisis dans le moulage de l'ébonite et qui servent à établir la communication avec le charbon de l'élément suivant (fig. 30).

Ces piles peuvent fonctionner une heure environ ; au bout de ce temps il faudrait renouveler le dépolarisant. En général, on refait ce liquide chaque fois qu'on emploie l'appareil, et on jette l'eau et le sulfate qui restent.

Les piles au bichromate employées dans le même but sont des piles à un seul liquide. On utilise ou les piles Grenet (§ 23) dont le zinc est mobile et peut être retiré du liquide pour éviter son usure à circuit ouvert, ou des piles à deux compartiments complètement indépendants.

L'un, de beaucoup le plus grand, contient le liquide bichromaté et le charbon; l'autre sert à placer le bâton de zinc, pour le soustraire à l'attaque du liquide, pendant les périodes de repos. Ces petites piles, également très pratiques donnent environ quatre heures de marche, après quoi, le liquide dépolarisant doit être renouvelé.

Il va sans dire que l'on peut également employer les accumulateurs. Un seul élément, quelle que soit sa capacité, suffit amplement.

COURANTS |SINUSOIDAUX

84. En comparant les courbes représenta-
tives du courant faradique (fig. 29) et du courant

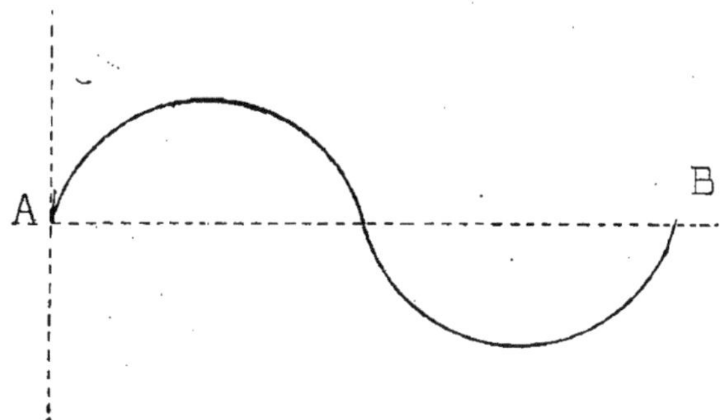

Fig. 31. — Courbe représentative du courant sinusoïdal.

sinusoïdal (fig. 31) nous voyons que ce dernier
diffère du premier par les particularités suivantes.
Tous les courants partiels qui le constituent ont
leur potentiel d'égale valeur ; ce potentiel met un
certain temps, quoique très court, à atteindre son
maximum. Les ondes y sont plus étalées et la

courbe, plus régulière, affecte véritablement la forme d'une sinusoïde.

Le courant sinusoïdal triphasé est caractérisé par une succession de trois courants alternatifs se développant dans une même période et déphasés ou retardés les uns par rapport aux autres d'un tiers de période.

85. Production du courant sinusoïdal. — Lorsqu'on dispose du courant alternatif du secteur, ce courant étant de même nature que le courant sinusoïdal, il suffit d'en réduire la tension à l'aide d'appareils spéciaux. Nous avons déjà vu (§ 56) que les transformateurs à induction étaient tout indiqués pour abaisser dans d'excellentes conditions de rendement la tension initiale. Ils doivent permettre de graduer le courant secondaire de 0 à 25 volts environ.

Dans l'appareil de Gaiffe (fig. 22) le courant se règle très facilement à l'aide d'une manette qui introduit dans le circuit le nombre de spires actives dont on a besoin. Dans les transformateurs à circuit magnétique ouvert et à induit mobile, cette graduation s'obtient en recouvrant plus ou moins la bobine inductrice de la bobine induite.

Enfin, un réducteur de potentiel peut, comme pour les courants continus, abaisser la tension au voltage voulu, mais, de même qu'avec les transformateurs magnétiques, on ne peut influer sur la fréquence du courant induit qui est toujours celle du courant du secteur.

86. Transformation d'un courant continu en courant sinusoïdal.

— Quand on est pas relié avec une station centrale fournissant des courants alternatifs, on peut se servir, pour la production du courant sinusoïdal, d'un transformateur de courant continu en courants alternatifs actionné soit par une batterie d'accumulateurs soit par le courant continu d'un circuit d'éclairage.

Un transformateur de courant continu en courant sinusoïdal n'est autre qu'une dynamo Gramme présentant sur son axe, outre son collecteur, deux bagues métalliques isolées dans le cas d'un courant monophasé et trois dans le cas d'un courant triphasé. Dans le premier cas ces bagues communiquent avec chaque moitié de l'anneau par deux prises faites sur l'induit à 180° ; dans le second, par trois prises situées à 120° l'une de l'autre. C'est à ces bagues qu'on emprunte le courant alternatif, tandis que l'on fait arriver au collecteur, par l'intermédiaire des balais le courant continu dont on dispose : secteur ou accumulateurs.

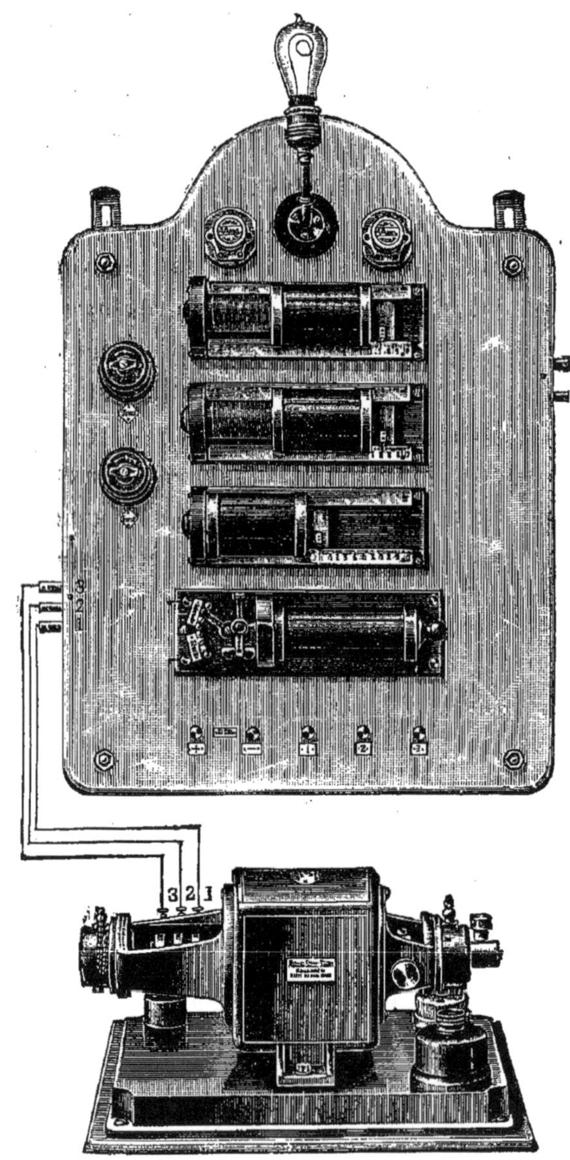

Fig. 32. — Transformateur de Heller pour transformer le
courant continu en courant sinusoïdal.

La figure 32 représente une dynamo transformatrice de ce genre alimentée par une batterie de 18 accumulateurs ou par le courant continu d'un circuit d'éclairage. Un rhéostat permet de régler la vitesse du moteur et par suite le nombre de périodes. Sur le tableau se trouvent trois bobines transformatrices dont les enroulements secondaires sont mobiles pour le réglage du courant alternatif mono et triphasé et un appareil d'induction à chariot pour la faradisation.

87. Appareils de mesure. — Un tachymètre ou compte-tours, placé sur l'axe de la dynamo, nous renseignera sur la fréquence du courant sinusoïdal et un milliampèremètre intercalé dans le circuit d'utilisation nous donnera l'intensité.

COURANTS FRANKLINIQUES

88. Machines statiques. — L'électricité produite par les machines statiques est une électricité
à faible débit et à potentiel élevé. Pour en donner
une idée, nous dirons qu'une machine donnant
des étincelles de 3 centimètres possède entre ses
pôles une différence de potentiel de 60000 à
80000 volts.

L'utilisation, en électrothérapie, du courant
produit par de telles machines constitue la franklinisation. Les machines genre Carré à frotte-
ment sont à peu près complètement abandonnées
pour les machines du genre Wimshurst dites à
influence. La machine de Wimshurst se compose
essentiellement de deux plateaux, en verre ou en
ébonite, isolés l'un de l'autre et tournant en sens
inverse. Ces plateaux portent un certain nombre
pair de secteurs métalliques collés près de la cir-
conférence. En regard de chacun d'eux se trouvent des conducteurs diamétraux inclinés légère-

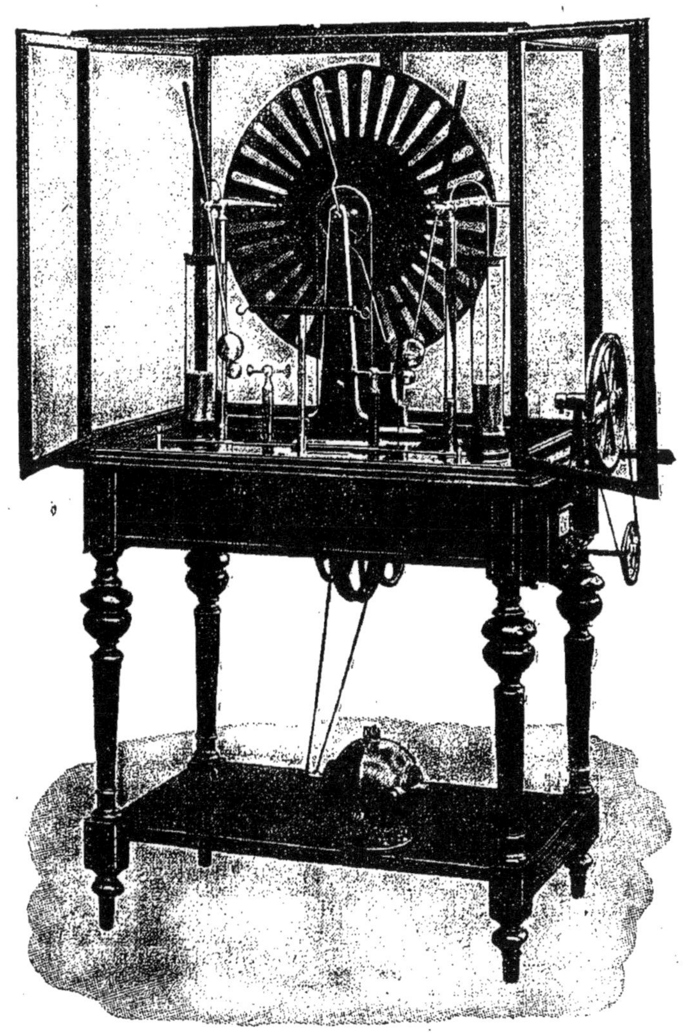

Fig. 33. — Machine statique Lacoste.

ment sur la verticale mais en sens contraire. Les extrémités garnies de balais frottent tour à tour sur les secteurs métalliques et les mettent ainsi en communication avec la terre par l'intermédiaire du bâti de la machine. Enfin, deux peignes métalliques, placés à l'extrémité d'un même diamètre et supportés par une tige isolante, enchâssent les deux plateaux.

La tige de chaque peigne communique généralement avec l'armature interne d'une bouteille de Leyde. Les armatures externes de ces deux bouteilles sont reliées entre elles au moyen de chaînes. Sur le support de chaque peigne se place également une tige métallique garnie à une extrémité d'un manche isolant et à l'autre d'une boule. L'écartement de ces boules permet de faire varier la longueur de l'étincelle.

89. Plateaux. — Nous avons dit que les plateaux se font en ébonite ou en verre ; l'une et l'autre de ces substances a ses avantages et ses inconvénients.

L'ébonite est moins fragile, mais sous l'influence prolongée de la lumière, elle perd ses propriétés isolantes, elle est, en outre, facilement déformable par la chaleur. Malgré ces inconvénients, en employant des plateaux suffisamment épais pour éviter le gondolement, l'ébonite est en général plus employée que le verre. Elle permet de porter la vitesse angulaire des machines à 800 ou 1000 tours, ce qui serait imprudent avec les plateaux de verre.

Les plateaux peuvent être munis de secteurs ou non. Les machines à secteurs ont l'avantage de s'amorcer seules et de ne pas se désamorcer une fois mises en marche. Les machines dépourvues de secteur doivent être amorcées en frottant le plateau avec le doigt sec et peuvent se désamorcer quant on met les collecteurs en court-circuit, mais leur débit est beaucoup plus grand et de ce fait préférables encore aux premières.

89 *bis*. **Entretien**. — La machine doit être placée dans un lieu sec, à l'abri d'une trop vive chaleur ou d'une trop vive lumière qui, à la longue, agiraient sur l'ébonite.

Avant et après chaque usage, essuyer les disques avec une flanelle sèche. Pour cela, s'il est nécessaire, on peut démonter les plateaux ; mais il faut s'assurer, lors du remontage, que chaque balai touche régulièrement les plateaux sans les presser inutilement. De temps à autre les plateaux doivent être nettoyés ; à cet effet, on les démonte, on les pose sur une grande feuille de papier et on les lave, s'ils sont en ébonite, avec de l'alcool ou de l'éther au moyen d'une flanelle dont on les

frotte jusqu'à faire réapparaître le brillant primitif, sans traces graisseuses ; on essuie alors avec
une flanelle sèche.

Lés plateaux de verre doivent être lavés avec
une solution faible de bicarbonate de soude qui ne
dissout pas le vernis.

La machine de Wimshurst étant plus sujette à
se détériorer au repos qu'en fonctionnement, ne
doit jamais être abandonnée trop longtemps.

MOTEURS

90. On utilise souvent des moteurs électriques pour entraîner les machines statiques utilisées soit pour la radioscopie, soit pour la franklinisation.

Ces électromoteurs, en général de faible puissance (6 kilogrammètres), ne sont guère avantageux au point de vue du rendement, qui est rarement supérieur à 50 p. 100. Nous aurons donc besoin d'un courant d'une puissance équivalente à 12 kilogrammètres, soit $12 \times 9,81 = 120$ watts.

L'intensité du courant dépend évidemment du voltage dont on dispose ; dans tous les cas, la consommation d'énergie (volts $\times$ ampères) reste sensiblement la même.

Le tableau suivant indique l'ampérage correspondant aux voltages les plus usités pour une puissance absorbée de 12 kilogrammètres avec un rendement de 6 kilogrammètres.

VOLTS	AMPÈRES
12	10
20	6
50	2,2
110	1,1

Il est facile de voir que si l'on réduit le potentiel, il devient nécessaire d'employer une intensité d'autant plus élevée.

Lorsque le courant ne pourra être emprunté à une station centrale, c'est à une batterie d'accumulateurs qu'il faudra avoir recours. Mais, pour obtenir l'intensité correspondant, dans le tableau, au voltage de 12 volts, il faudra choisir des éléments d'une certaine capacité.

Les batteries primaires ne conviennent pas pour actionner les électromoteurs : l'intensité du courant est relativement trop élevée.

Cependant, dans des cas spéciaux, pour un usage de peu de durée, à de longs intervalles, on peut employer les batteries au bichromate utilisées pour la caustique.

Nous emploierons donc 6 accumulateurs de 75 à 100 ampères-heures, ou 8 piles au bichromate à grande surface (on ne peut compter sur 2 volts quand la pile travaille sur une faible résistance); il ne faut pas, en effet, confondre la force électromotrice E à circuit ouvert et la différence de potentiel e aux bornes de l'élément en travail. La formule de Ohm nous donne, dans le premier cas, $E = (R + r)\, I$ et, dans le second, $e = E - r\, I$.

L'emploi d'un circuit d'éclairage est évidemment le plus pratique, car on n'a à s'occuper en aucune façon de la source du courant. La dépense est également minime, puisque sur 110 volts un moteur de 6 kilogrammètres ne prend que 1,10 ampère, consommation à peine supérieure à celle d'une lampe de 32 bougies.

91. Rhéostat. — Quelle que soit la source d'électricité utilisée, l'emploi d'un rhéostat est indispensable pour régler la vitesse et la puissance du moteur et pour n'envoyer, au début de la mise en marche, qu'une fraction de courant que l'on augmentera progressivement.

92. Choix du moteur. — L'inducteur peut être excité en série ou en dérivation ; cela dépend de l'usage auquel on destine le moteur. L'enroulement en série s'emploie quand il n'est pas besoin d'une grande régularité et qu'il est nécessaire d'exercer un grand effort au démarrage.

Dans ce cas, le rhéostat se place directement dans le circuit, entre la source et le moteur.

93. **Enroulement**. — L'enroulement en shunt
ou dérivation est tout indiqué pour les moteurs

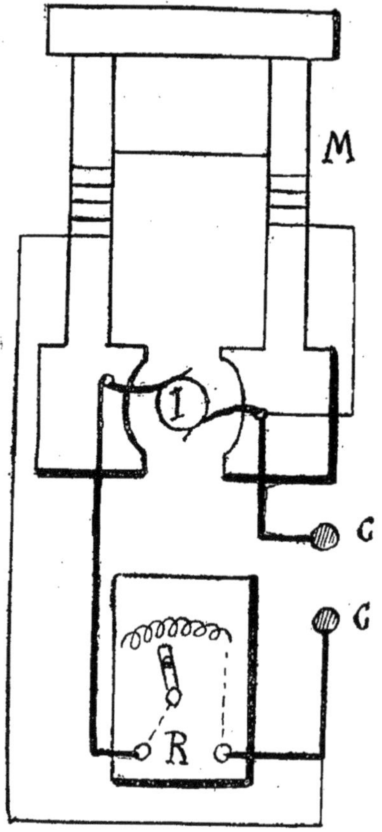

Fig. 34. — I, induit ; M, inducteur ; R, rhéostat ; C, courant.

devant avoir une vitesse constante. Mais, ici, le
rhéostat doit être placé d'une façon un peu différente que dans le cas précédent.

En effet, à la mise en marche, le courant circule

de préférence dans l'induit qui est moins résistant, le courant traversant l'inducteur ne possède pas alors l'intensité nécessaire à la production du champ magnétique, et le moteur ne tourne pas. Il faut se rappeler, en outre, que le courant d'excitation, par suite de la self-induction, n'atteint son maximum qu'au bout de quelques instants.

Pour obvier à ces inconvénients et obtenir facilement la mise en marche, le rhéostat doit être placé sur l'induit et le fil d'excitation relié directement à la source, comme l'indique la figure 34.

On obtiendrait le même résultat, sans disposition spéciale, en soulevant l'un des balais, pendant quelques secondes, pour laisser le courant traverser l'inducteur seul. C'est ce qu'on se contente de faire pour les petits moteurs.

94. Les moteurs fonctionnant sur le courant alternatif n'utilisent pas de collecteur, d'où suppression des balais et par suite des étincelles. Pour les régler on se sert d'une bobine de self à noyau mobile qui remplace le rhéostat des moteurs à courant continu et qui se place en série avec le moteur.

95. **Entretien.** — Pendant la marche, les paliers ne doivent pas s'échauffer. Veiller également aux balais, pour qu'ils ne donnent pas d'étin-

celles et à l'allongement de la courroie, qui amènerait une réduction de la vitesse. Le collecteur ne
doit jamais être graissé ; il faudra l'entretenir
bien lisse en passant, de temps en temps, une toile
d'émeri bien fine. Enfin, maintenir le moteur à
l'abri de la poussière.

RAYONS X

96. Une installation destinée à la production des rayons X se compose des appareils ci-dessous dont nous aurons à faire successivement l'étude.

La bobine d'induction ou transformateur destinée à élever la tension du courant primaire ; les sources d'énergie électrique destinées à alimenter la bobine : piles, accumulateurs, etc., les soupapes cathodiques et les ampoules de Crookes ; enfin les appareils de mesure.

97. **Bobine d'induction.** —Nous avons donné précédemment (§ 78) la description et la théorie de la bobine d'induction. Dans certaines bobines (Heller, Radiguet, etc.) le primaire est disposé de telle sorte que les différentes couches de fil peuvent être, à volonté, intercalées dans le circuit à l'aide d'un commutateur. Cette facilité de faire varier la self-induction présente de grands avantages quand on emploie l'interrupteur électrolyti-

que. Elle permet d'adapter la bobine à l'état de dureté des ampoules et par conséquent de ménager ces dernières ; la puissance de la bobine secondaire est en effet influencée par les modifications de la self-induction du circuit primaire.

98. Condensateur. — Le condensateur dont nous connaissons l'emploi (§ 80) peut être supprimé quand on utilise l'interrupteur de Wehnelt, parce que, vu la rapidité des interruptions, le condensateur n'a pas le temps de se charger. Le condensateur ne pouvant être chargé par le courant alternatif, il devient également inutile quand la bobine est alimentée par ce genre de courant. Si la construction de la bobine permet de faire varier la self-induction dans le primaire, il est avantageux de posséder un condensateur à capacité variable. Cette capacité doit s'adapter en effet, au régime du primaire et varier avec la tension et l'intensité du courant circulant dans le gros fil de la bobine.

99. Sources d'électricité. — Les bobines d'induction exigent une quantité d'énergie électrique variable évidemment avec la longueur d'étincelle propre à chaque modèle, mais toujours importante, comme on peut le voir par le tableau ci-après :

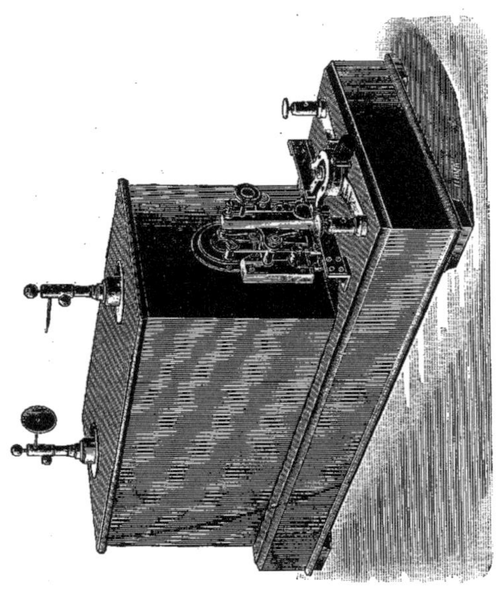

	Volts	Ampères
Etincelle de 5 centimètres	6	3
— 10 —	8	4
— 15 —	10	4,5
— 20 —	12	5
— 25 —	16	6
— 30 —	20	6,5

Ces chiffres ont été obtenus avec des bobines « Ella », l'une des meilleures marques ; il est bien certain que le rendement varie avec l'isolement et le mode de construction toujours délicats de ces appareils-

Nous allons passer en revue les souices suivantes d'énergie électrique : accumulateurs, piles, courant du secteur continu, alternatif ou triphasé, groupe électrogène et machines statiques.

100. Accumulateurs. — L'emploi des accumulateurs est des plus pratiques pour les appareils transportables, leur nombre sera calculé d'après le voltage nécessaire à chaque bobine. On emploiera donc 5 accumulateurs pour la bobine de 15 centimètres d'intincelle. La grandeur des éléments sera en rapport avec l'intensité exigée et conforme aux indications données au chapitre traitant des accumulateurs et de leur décharge.

Comme l'indique la figure 36 un rhéostat R et un interrupteur I seront placés dans le circuit.

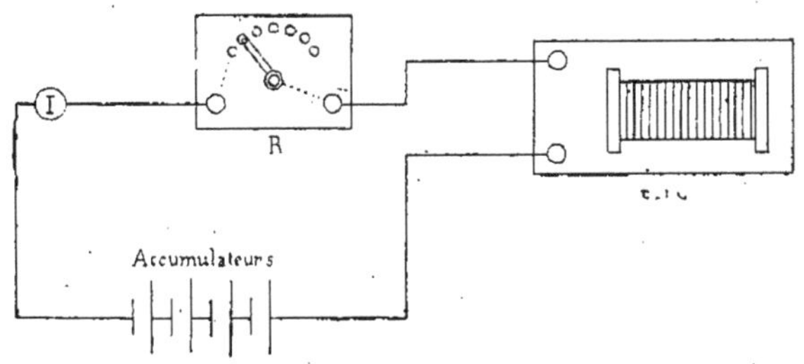

Fig. 36. — Schéma d'une bobine avec accumulateurs.

101. Piles. — Si, pour le calcul des éléments à employer, il n'est pas nécessaire, quand il s'agit d'accumulateurs, de tenir compte de leur résistance intérieure, qui est négligeable, il n'en est plus de même quand le courant est demandé aux éléments primaires.

Ici, plusieurs facteurs sont à considérer : le débit normal pour un courant constant, et la résistance intérieure des éléments. Il est évident qu'une pile ne pouvant donner un courant constant supérieur à 3 ampères, ne pourra servir au fonctionnement de bobines donnant plus de 5 centimètres d'étincelle. D'autre part, le quotient du voltage exigé par la bobine, par le voltage de la pile, n'indiquera pas le nombre d'éléments nécessaires ; il faudrait, pour cela, connaître la différence de potentiel utile pour l'intensité demandée. Il nous suffira, du reste, de connaître la résistance intérieure des éléments, et la formule de Ohm $I = \dfrac{nE}{nr + R}$ nous donnera le renseignement cherché.

Soit à actionner une bobine de 15 centimètres d'étincelle par notre pile à l'acide azotique dont le voltage est 1,9 volt, et la résistance intérieure $r = 0,12$ ohm.

La première condition se trouve remplie, puisque la pile peut débiter facilement un courant de 4,5 ampères en courant constant.

En remplaçant, dans la formule ci-dessus, les lettres par leur valeur, R la résistance de la bobine étant $\dfrac{10}{4,5} = 2,22$ ohms, nous trouvons :

$$4,5 = \frac{n\,1,90}{n\,0,12 + 2,22}$$

d'où $n = 7,34$.

La batterie devra donc se composer de 7 ou 8 éléments pour obtenir de la bobine son rendement normal.

Les piles employées seront soit les piles ci-dessus, soit les piles au bichromate utilisées en caustique. Bien qu'inférieures pour la constance du courant, elles sont assez pratiques et peuvent rendre des services pour des emplois de courte durée à de longs intervalles ; leur fonctionnement ne demandant pas de manipulation préalable et

étant lié simplement à l'abaissement des électrodes dans la solution bichromatée.

Avec l'emploi des piles on ne peut guère
compter utiliser des bobines donnant plus de 25
centimètres d'étincelle.

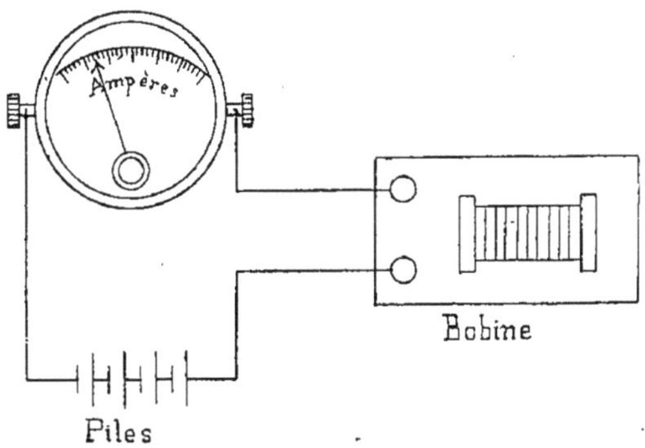

Fig. 37. — Schéma d'une bobine avec piles.

Le rhéostat est inutile, le courant se règle très
facilement par la plongée des électrodes. La figure
37 donne le schéma d'une telle installation.

102. Courant continu du secteur. — Lorsque le médecin possède une canalisation de courant continu, l'installation se trouve considérablement simplifiée. Il suffit de réduire le courant du
secteur à l'aide d'un rhéostat ou mieux d'un
réducteur de potentiel (§ 32).

Nous verrons au sujet de l'interrupteur électro-
ytique de Wehnelt que ce dispositif peut être

simplifié, et que le réglage de la tige de platine peut remplacer le rhéostat.

103. Courant alternatif simple. — On peut utiliser indirectement le courant alternatif en em-

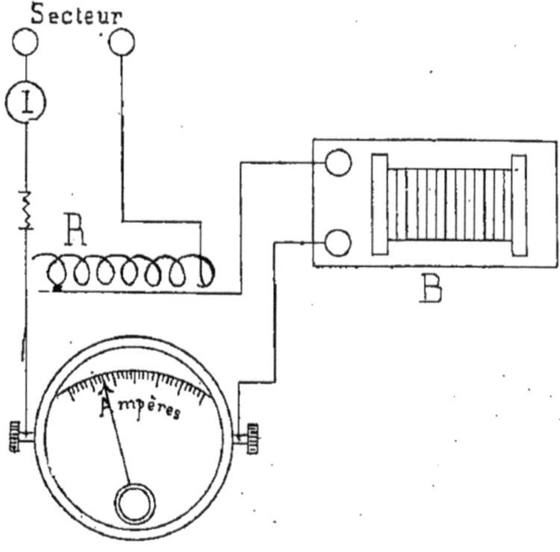

Fig.38.— Schéma d'une bobine avec courant continu du secteur

ployant des accumulateurs chargés par l'un des procédés indiqués précédemment, ou directement par l'une des combinaisons suivantes :

1° Alimenter la bobine par une dynamo à courants continus accouplée à un moteur à courants alternatifs ;

2° Utiliser un interrupteur à turbine accouplé à à un moteur synchrone, c'est-à-dire possédant une vitesse en concordance parfaite avec la périodicité du courant, et qui ne laisse passer le courant que dans un sens ;

3° Employer le circuit alternatif à 110 volts et l'interrupteur Wehnelt qui fonctionne également sur le courant alternatif, quoique un peu moins bien que sur le courant continu (schéma 50, la bobine de décalage en moins) ;

4° Employer l'interrupteur de Chabaud avec transformateur à décalage. Cet appareil ne laisse passer le courant que dans un sens ;

5° Utiliser directement le courant alternatif en réduisant simplement sa tension à l'aide d'une résistance ;

6° Transformer, à l'aide d'un transformateur magnétique, le courant alternatif de haute tension en courant alternatif de basse tension et alimenter la bobine à l'aide de ce courant.

Dans ces deux dernières combinaisons, l'ampoule est traversée par des décharges de courant alternatif. Il s'ensuit la production d'anneaux phosphorescents et la formation, sur l'écran, d'images imparfaites. Ceci peut présenter pour la radioscopie certains inconvénients, négligeables, dans une certaine mesure, pour la radiographie.

Si on ajoute à cela que les ampoules employées doivent être assez dures, c'est-à-dire posséder un vide plus parfait, la puissance de pénétration des rayons émanés de ces dites ampoules peut

être un obstacle à certaines applications radiographiques. Pour obvier à ces inconvénients, on
place sur l'un des fils du secondaire de la bobine
une ampoule soupape (§ 127) qui ne laisse passer
le courant que dans un sens.

Que le primaire de la bobine soit traversé par
du courant continu ou alternatif, le courant recueilli au secondaire est toujours alternatif. Seulement dans le premier cas, les ondes sont inégales (fig. 29) et l'alternance la plus longue
traverse seule le tube de Crookes, dont la résistance est suffisante pour arrêter l'autre ; tandis
que dans le second cas les deux ondes sont égales,
d'où la nécessité de supprimer l'une d'elles par le
tube soupape dont nous venons de parler.

Quand on alimente la bobine directement par
le courant alternatif, on supprime le condensateur
qui ne se charge pas et l'interrupteur, à la condition de se contenter d'un nombre d'interruptions
égal à la fréquence du courant employé (42 périodes par seconde, en moyenne).

104. **Courants triphasés**. — Il résulte des
recherches de M. Radiguet et du docteur Delézinier que si l'on relie l'inducteur d'une bobine à
deux quelconques des trois fils d'un circuit triphasé, il ne jaillit pas d'étincelles entre les pôles de
l'induit. L'ampoule placée dans le circuit ne

s'éclaire pas. Si on l'amollit en la chauffant, elle s'éclaire un instant et se brise.

Les interrupteurs de Neef ou de Foucault, mis dans le circuit, refusent de fonctionner. Le Wehnelt refuse de prendre un régime régulier.

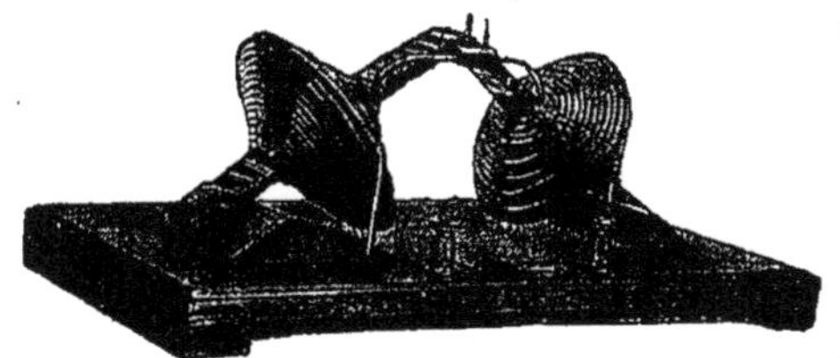

Fig. 39. — Bobine de décalage du docteur Delézinier.

Le docteur Delézinier remarqua qu'en interposant un électro à noyau feuilleté formé de deux branches rectilignes formant un angle de 120º portant deux bobines de sens inverse, de faible résistance et dont le nombre de spires décroît de deux tours par couche (fig. 39), le Wehnelt fonctionne avec une régularité parfaite. L'installation se réduit donc au schéma de la figure 50.

105. Groupe électrogène. — Dans certaines circonstances où le médecin désire produire lui-même le courant nécessaire pour alimenter la bobine, il peut utiliser un petit groupe électrogène identique à celui décrit plus haut et qui comprend une petite dynamo actionnée par un moteur à pé-

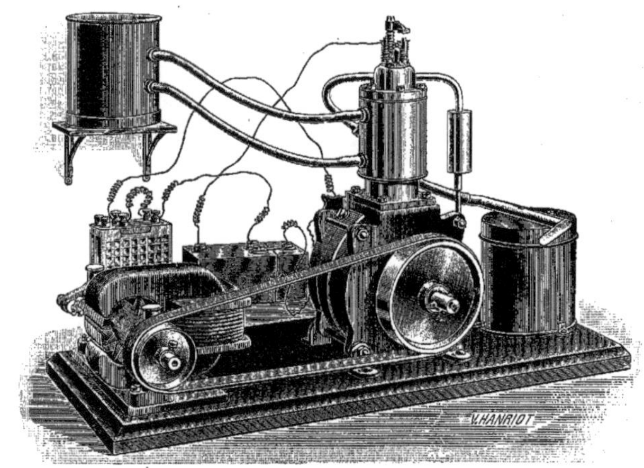

Fig. 40. — Groupe électrogène Heller et Coudray.

trole. Dans le cas où on veut faire fonctionner la force motrice seulement pendant les opérations, on pourra remplacer les accumulateurs par de simples voltamètres qui régulariseront la marche de la dynamo et permettront une grande économie sur le prix de l'installation. Il est préférable, en effet, de ne pas actionner la bobine par le courant direct de la dynamo car les courts-circuits produits par le trembleur de la bobine provoqueraient l'usure rapide des balais et du collecteur de la dynamo.

Le voltamètre est un accumulateur non formé et ne possédant par conséquent qu'une faible capacité utilisable. Le voltamètre construit par M. Reynier est formé d'une électrode positive en plomb et d'une électrode négative en zinc baignant dans de l'eau acidulée à moitié saturée d'oxyde de zinc.

Les voltamètres se disposent comme les accumulateurs en dérivation sur le circuit principal. On peut compter sur 2,4 volts par élément, voltage sensiblement supérieur à celui des accumuteurs d'où un nombre moindre que si on employait ces derniers.

La figure 40 représente un groupe électrogène de la maison Heller et Coudray, moins important que le groupe de M. Schmid, mais qui dans bien des cas pourra être suffisant. Il se compose d'un moteur vertical fonctionnant à l'essence avec refroidissement par eau et d'une dynamo donnant au maximum 12 volts, 4 ampères, soit 48 watts. Il consomme un litre d'essence pour une marche de 5 heures et permet de charger 4 accumulateurs réunis en tension ou un plus grand nombre divisé en groupes de 4, ces groupes étant reliés en quantité.

106. Utilisation des machines statiques en radiographie. — Pour l'utilisation en radiographie, où il est nécessaire d'obtenir des débits considérables, on établit des machines multiples à 4, 6, 8, 10 plateaux. On donnera le choix aux plateaux d'ébonite sans secteurs pour les raisons indiquées ci-dessus (§ 89). Il est indispensable pour actionner ces machines d'employer un moteur hydraulique ou mieux électrique. Une machine de 6 plateaux de 50 centimètres exige environ 12 kilogrammètres à une vitesse angulaire de 900 tours par minute.

Un dispositif spécial permet d'obtenir une étincelle continue. Ce dispositif consiste en deux détonateurs composés de deux boules de cuivre montées dans un cadre isolant. Les tiges excitatrices de la machine étant suffisamment écartées pour éviter que l'étincelle ne jaillisse entre les boules qui les terminent, sont reliées chacune à une des boules des détonateurs. Les boules libres sont attachées directement, par des conducteurs fortement isolés, à l'anode et à la cathode de l'ampoule.

107. Détermination des pôles. — Le doigt en frottant sur le plateau d'ébonite développe de l'électricité positive. Nous avons vu, que dans son mouvement de rotation, le plateau passe en regard de collecteurs munis de peignes. Le premier collecteur rencontré par la portion du plateau électrisée se chargera donc positivement et correspondra à l'anode de l'ampoule. On peut encore, la machine étant en marche, placer la flamme d'une bougie entre les deux pôles, la flamme s'incline alors et dirige sa pointe vers le pôle positif.

Cette détermination des pôles est très importante. En alimentant l'ampoule avec les pôles inversés on risque de la détériorer ou de la briser.

108. Interrupteurs à platine. — Ces interrupteurs dérivent plus ou moins du marteau de Neef que tout le monde connaît et qui n'est autre que l'interrupteur des sonneries ordinaires. Le nombre d'interruptions produit par ces appareils est assez réduit et les contacts imparfaits. Une modification avantageuse a été apportée par la

création des rupteurs atoniques des genres Gaiffe
et Ella. Les rupteurs atoniques sont des interrupteurs qui ne possèdent par eux-mêmes aucun
mouvement vibratoire.

Le rupteur Ella représenté sur le socle de la
bobine (fig. 35) est extra-rapide, à démarrage
instantané, à double réglage permettant de régler,
même en cours de marche, le débit de la bobine
et, par suite, la qualité de l'étincelle.

Ces interrupteurs à platine ne sont pas utilisés
pour les grandes bobines. Les contacts platinés
des trembleurs s'usant trop rapidement par les

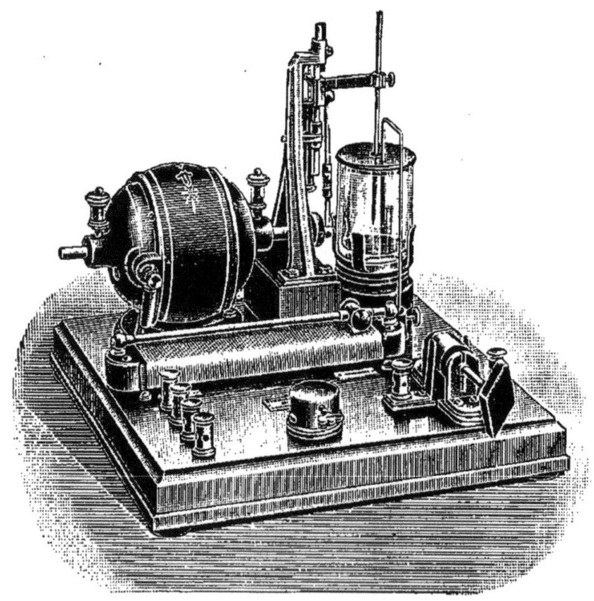

Fig. 41. — Interrupteur à mercure de Heller, avec inverseur
et rhéostat.

:grandes intensités. Au-dessus de 20 centimètres
-d'étincelle on doit faire usage d'un interrupteur

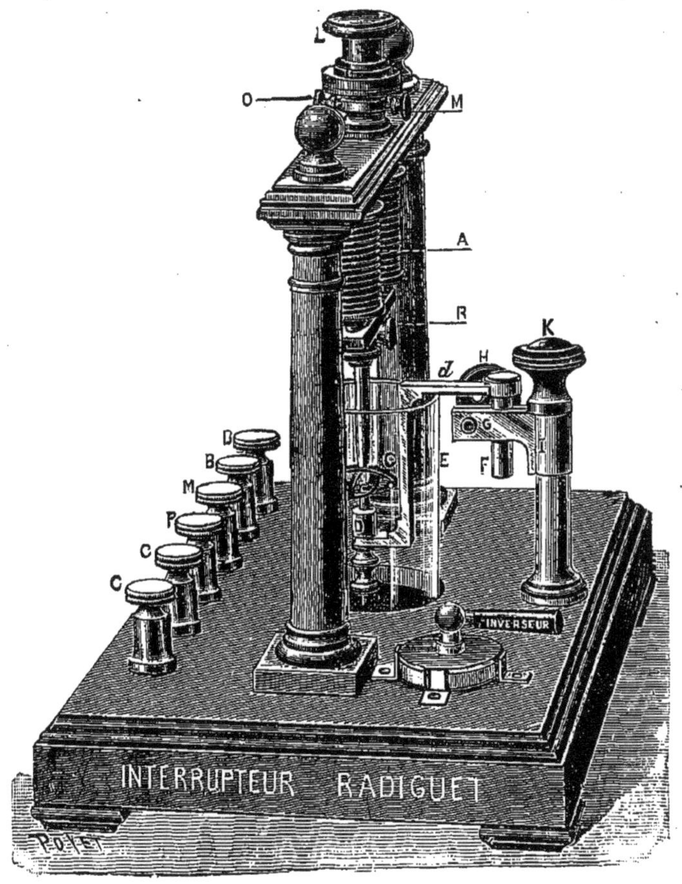

Fig. 42. — Interrupteur Radiguet.

spécial indépendant, du genre de ceux que nous
allons décrire.

109. Interrupteur à mercure avec moteur. — Cet interrupteur se compose d'un moteur électrique servant à donner par un excentrique, un mouvement de va-et-vient à une tige de contact. Cette tige plongeant, par intermittences, dans une cuve de mercure, produit un nombre d'interruptions de 1000 à 1500 par minute.

Le moteur est actionné par une batterie de 2 ou 3 accumulateurs ou par une dérivation prise sur un secteur à courant continu. Une résistance intercalée dans le circuit permet de faire varier, en même temps que la vitesse du moteur, le nombre des interruptions.

Avant d'envoyer le courant dans la bobine il faut avoir soin de mettre le moteur en marche et de régler la plongée de la tige dans le mercure.

110. Interrupteur Radiguet, cuivre sur cuivre. — Le fonctionnement des interrupteurs, basés sur le type précédent, occasionne l'oxydation du mercure, lequel s'épaissit, s'attache à la tige des contacts et empêche toute interruption brusque; d'où dérangements et nettoyages fréquents. L'interrupteur Radiguet est basé sur le principe suivant : lorsque l'on produit les contacts cuivre-cuivre dans du pétrole ordinaire, on réalise une espèce de régulateur à arc voltaïque et l'usure des contacts se produit comme celle des charbons, avec cet avantage que l'usure étant excessivement lente, il est inutile d'employer un mécanisme particulier pour maintenir constant l'écart desdits contacts pendant plus d'une heure. L'interrupteur Radiguet fonctionne directement sur les canalisations des villes, 110 volts continu ou alternatif, 42 périodes sans aucun redressement de courant.

111. Interrupteur à jet de mercure. —

Ces interrupteurs présentent une marche silen-

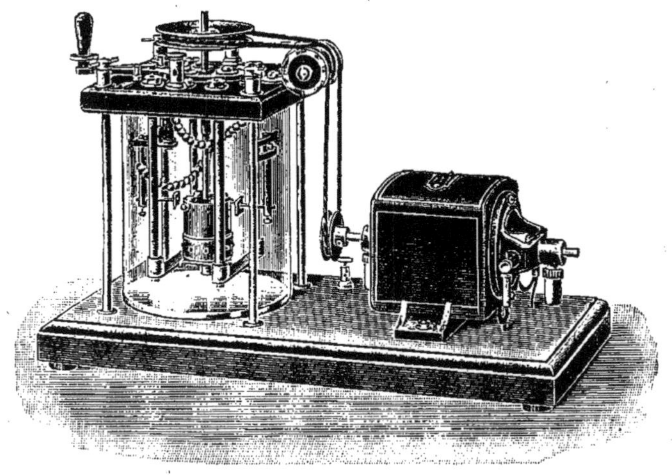

Fig. 43. — Interrupteur Heller à jet de mercure et moteur.

cieuse et une grande sécurité de fonctionnement. Ils permettent d'obtenir un très grand nombre d'interruptions. Pendant la marche de l'appareil,

une pompe rotative projette, par une petite ouverture, un filet de mercure contre une couronne
animée d'un mouvement de rotation ; le filet de
mercure touche-t-il un des segments, le circuit
est fermé ; le filet de mercure est-il projeté dans
l'espace vide qui sépare deux dents, le circuit est
rompu. L'appareil est commandé par un moteur
dont on peut faire varier la vitesse à l'aide d'un
rhéostat et par suite le nombre d'interruptions.
Les segments de la couronne de contact sont
triangulaires et amincis vers le bas. L'ouverture
par laquelle sort le mercure peut être déplacée
verticalement, il est donc possible de régler la
durée du contact.

La vitesse du moteur, déterminée à l'aide d'un
tachymètre, permet de connaître, étant donnés le
nombre de dents de la couronne et le rapport entre
les roues servant à la transmission, le nombre
des interruptions.

**112. Interrupteur à mercure autonome
de Gaiffe.** — C'est un interrupteur du type précédent à turbine ayant la particularité de ne né-
cessiter aucun moteur indépendant, ce qui le rend
plus simple et plus robuste. Une pièce de fer d
(fig. 45) de forme conique plonge dans le mercure ; elle est percée d'un conduit oblique par

rapport à l'axe, pour faciliter l'ascension du mercure.

Lorsque d tourne, la force centrifuge agit sur le mercure qui jaillit par l'orifice o. Une couronne métallique c, isolée du reste de l'appareil, supporte des dents de cuivre a de largeur convenable

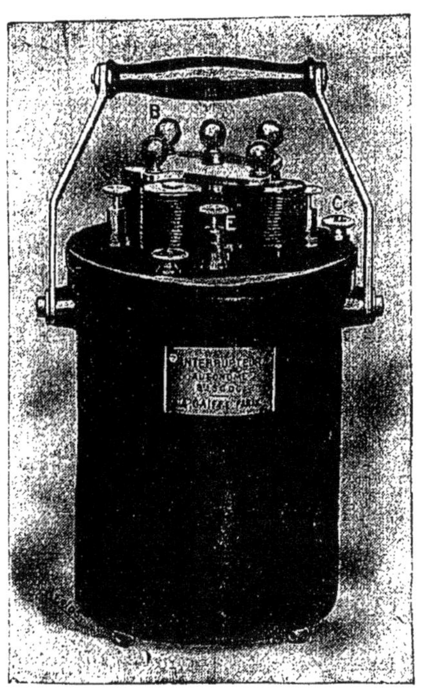

Fig. 44. — Interrupteur autonome.

et variable avec le voltage de la source sur lesquelles, pendant sa rotation, le jet de mercure vient fermer puis ouvrir le circuit. Le réci-

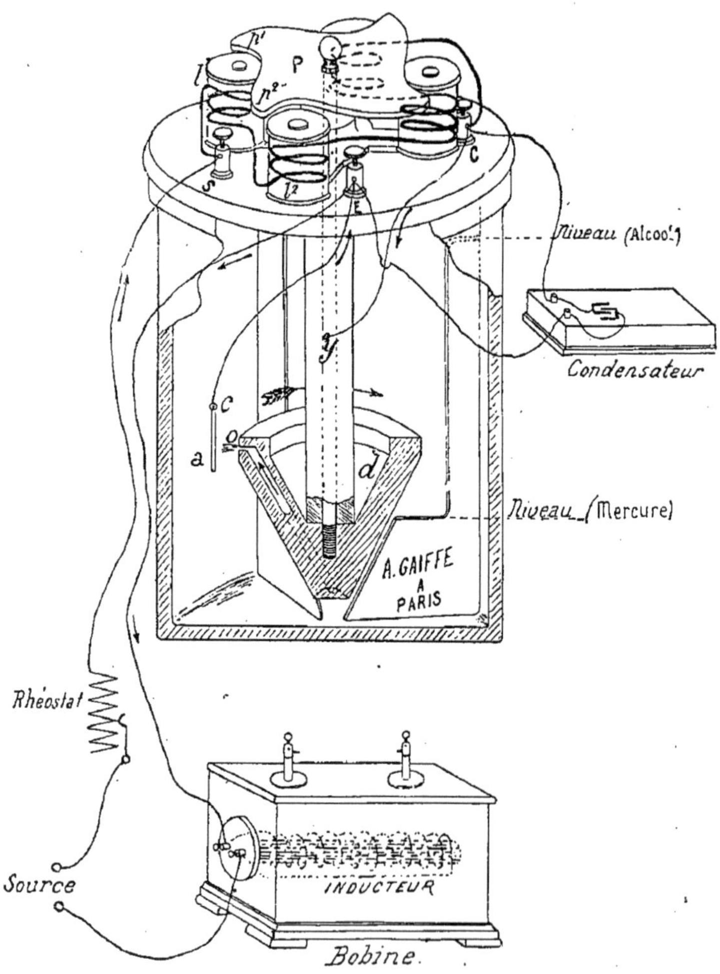

Fig. 45. — Schéma de montage de l'interrupteur
à mercure autonome de Gaiffe.

pient de fonte présente des ailettes pour empêcher le mouvement giratoire du liquide. La rupture s'effectue dans l'alcool.

Le moteur est du type à attraction magnétique l^1, l^2, l^3, l^4 sont les électros du moteur, P est l'armature qui porte les rochets p^1, p^2, p^3, p^4. Le nombre de pôles est égal au nombre de dents de la couronne c, et on cale l'armature P de telle façon que lorsque le fil de mercure rencontre l'une des dents a, on soit précisément dans la position où il y ait attraction, la rupture s'effectuant un peu avant que les rochets soient complètement en prise sur les électros.

Il suffit de donner avec le doigt une vive impulsion à l'armature pour amorcer le jet de mercure; comme l'enroulement des électros est en série avec l'inducteur de la bobine, le courant traverse alors la bobine et l'enroulement moteur, et l'interrupteur continue à tourner de lui-même.

L'appareil se charge avec 5 kgr. 500 de mercure et un litre d'alcool à brûler.

Montage. — La figure 45 représente le schéma de montage de l'interrupteur.

Le courant traverse un rhéostat de série, arrive à la borne S, suit l'enroulement moteur, vient à la borne C qui est reliée à la masse de l'appareil et par suite au mercure. Le courant passe alors par la dent a, la couronne c et la troisième borne E; de là il traverse la bobine d'induction et revient à la source.

Le condensateur se branche en C et E.

Réglage. — L'intensité et la vitesse se règlent par deux rhéostats. Pour régler le nombre d'interruptions, on peut agir soit sur un rhéostat branché en tension avec la bobine, soit sur un rhéostat placé en dérivation sur l'enroulement moteur. Le premier règle l'intensité du courant dans l'enroulement moteur de même que dans la bobine et agit par conséquent sur la vitesse du moteur. Le second sert de shunt, de telle sorte que le circuit moteur n'est traversé que par une partie seulement du courant alimentant la bobine, et de cette façon le moteur diminue sa vitesse.

113. Interrupteur à mercure de Villard pour courants alternatifs. — Cet interrupteur ne laisse passer le courant que dans un sens. Le nouveau modèle présente une grande simplification sur les modèles précédents. Le principe de fonctionnement est le même. L'organe principal est une lame vibrante en fer L placée entre les branches d'un aimant A et portant une lame de nickel plongeant dans un godet G à mercure (fig. 46). Une bobine magnétisante B, traversée par une dérivation du courant du secteur produit une aimantation alternative de la lame et celle-ci, attirée par suite tantôt par un pôle, tantôt par l'autre pôle de l'aimant prend un mouvement vibratoire nécessairement synchrone du courant alternatif. Mais comme la polarité de l'aimant est fixe, la lame s'élèvera toujours pour les alternances d'un certain sens et s'abaissera pour les autres. La rupture a donc toujours lieu sur des courants de même sens comme si l'on disposait d'une source de courant continu.

La lame de nickel l a été calculée de manière

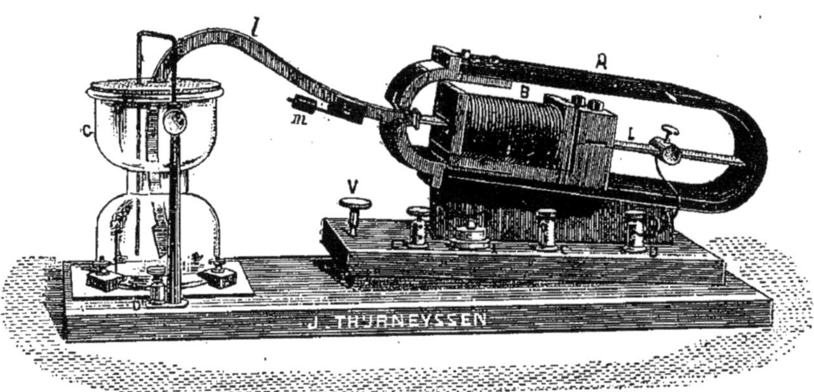

Fig. 46. — Interrupteur Villard.

que sa période propre soit très loin de la période du secteur alternatif. Dans ces conditions elle est entraînée très facilement par la lame L et suit sans aucune difficulté les légères variations du secteur sans rien perdre de son amplitude. De ce fait le régulateur de phase, indispensable dans les modèles précédents, se trouve supprimé, il n'y a jamais à modifier le serrage et la longueur de la partie vibrante de la lame L fixée une fois pour toutes. Une petite masse *m* détermine l'amplitude du mouvement en faisant varier très peu sa position et la vis V qui sert à régler la plongée, et, par suite, à obtenir l'interruption du courant au moment favorable.

Montage de l'appareil. — Le courant d'ali-

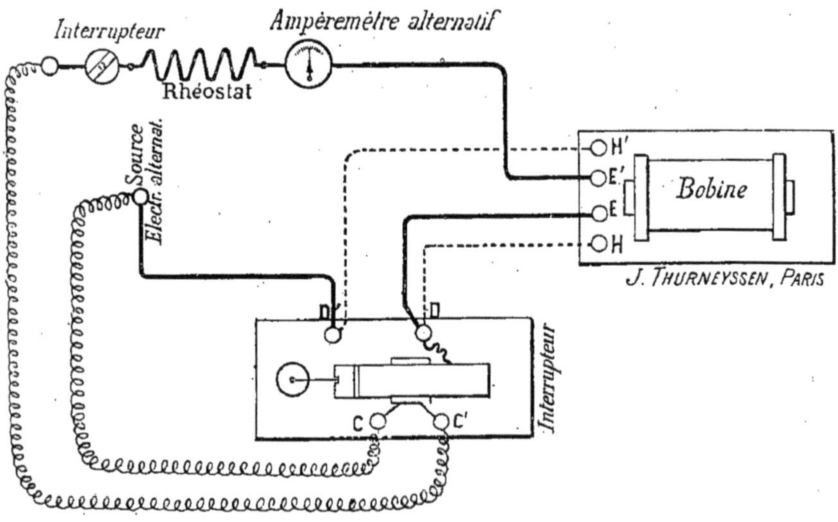

Fig. 47. — Schéma du montage de l'interrupteur Villard

mentation de la bobine B se prend aux bornes du secteur par deux conducteurs ordinaires que l'on relie aux bornes C, C' (fig. 47).

Courant principal.— De l'un des pôles du secteur part un gros fil qui, par l'intermédiaire d'un interrupteur, d'un rhéostat et d'un ampèremètre, va rejoindre la borne E' de la bobine. L'autre borne E est réunie à la borne D de l'interrupteur. La borne D' de l'interrupteur est reliée à l'autre pôle du secteur. Enfin deux fils rejoignent les bornes D, D' aux bornes H, H' du condensateur de la bobine.

Réglage de l'appareil. — Mettre la lame vibrante en mouvement en tournant le bouton de l'interrupteur I. Régler l'amplitude de la vibration en déplaçant un peu la masse m (l'amplitude la plus favorable est de 15 millimètres environ vers l'extrémité de la lame l). Faire passer ensuite le courant principal et faire varier la hauteur de la lame vibrante dans le pot en élevant ou en abaissant la planchette mobile au moyen de la vis V, jusqu'à ce que le fonctionnement de la bobine soit satisfaisant.

L'interrupteur de Villard pour courants alternatifs peut fonctionner soit sur du courant alternatif simple, soit sur du courant triphasé dont on n'utilise que deux fils. Le nombre d'interruptions est forcément le même que le nombre de périodes du courant du secteur. Il n'en est plus de même pour l'interrupteur électrolytique que nous allons

décrire et dans lequel il se produit sur chaque
alternance un grand nombre d'interruptions.

114. Interrupteur de Wehnelt. — L'interrupteur de Wehnelt se compose d'un vase en
verre rempli d'eau acidulée à 8° ou mieux d'une
solution saline (formule Radiguet : eau 900, sulfate
de magnésie 300) et contenant deux électrodes.
L'électrode positive est un tube de verre engaî-
nant une tige de platine dont la surface libre peut
être réglée à l'aide d'une vis. L'électrode négative
est constituée par une lame de plomb.

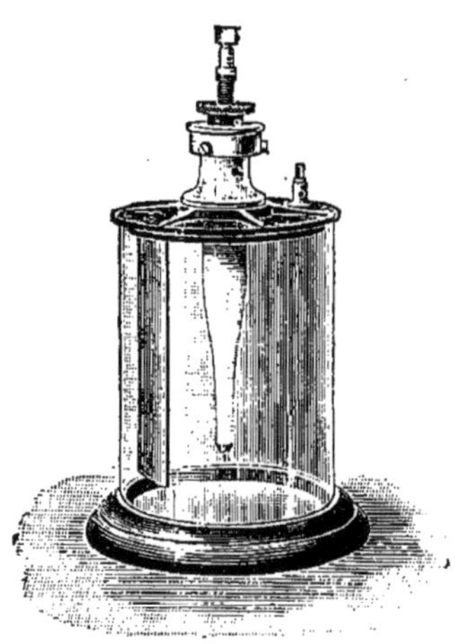

Fig. 48. — Interrupteur électrolytique de Wehnelt.

Quand le courant passe, il se produit une décomposition électrolytique du liquide se traduisant

par une lueur jaune rougeâtre et par un dégagement gazeux autour de la tige de platine. On admet que cette gaîne gazeuse est isolante et entraîne,
par sa formation, une suppression de courant. Le
courant ne passant plus, le dégagement gazeux
cesse, ce qui permet un nouveau rétablissement
du courant.

Le phénomène se reproduisant un grand nombre de fois par seconde, il s'ensuit un nombre
considérable d'interruptions (deux mille par seconde).

115. *Avantages*. — De cette rapidité d'interruption, il résulte une stabilité très grande de
l'image en radioscopie et une diminution de pose
dans les radiographies.

Cet appareil, d'une grande simplicité fonctionne
aussi bien sur les courants continus que sur les
courants alternatifs ou triphasés dont il ne laisse
passer qu'une alternance. Il permet la suppression
du condensateur de la bobine et, à la rigueur, du
rhéostat de réglage.

116. *Inconvénients*. — L'interrupteur de
Wehnelt ne peut fonctionner que sur des courants
d'une tension supérieure à 50 volts. On a bien
proposé de chauffer le liquide pour en permettre
le fonctionnement sur le courant de quelques accu-

mulateurs, mais d'économique qu'il est dans le premier cas (4 à 5 ampères), il devient onéreux dans le second (15 à 20 ampères). Sa marche est plus bruyante que celle des autres interrupteurs. On peut, il est vrai, l'installer dans un endroit écarté. Dans ce cas voici de quelle manière on règle la longueur de la tige de platine. On choisit un interrupteur possédant plusieurs tiges de longueurs différentes que l'on intercale, à volonté, dans le circuit à l'aide d'un commutateur monté sur le tableau.

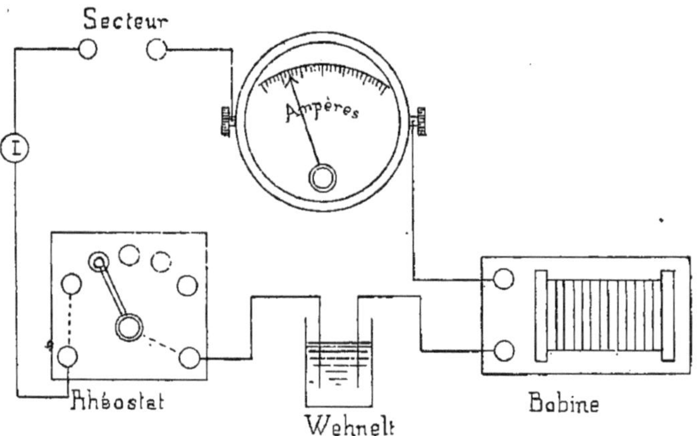

Fig. 49. — Interrupteur Wehnelt monté sur courants continus.

L'interrupteur électrolytique fatigue beaucoup les ampoules et les bobines ; on peut y remédier dans une certaine mesure en employant des bobines à self-induction variable (§ 97).

117. *Rhéostat*. — Comme nous l'avons déjà dit, l'interrupteur Wehnelt permet la suppression de l'appareil de réglage en modifiant la surface libre du fil de platine.

La puissance de la bobine croît avec la surface de ce fil en même temps qu'il se produit une décroissance du nombre des interruptions. Mais il est toutefois préférable de conserver le rhéostat (résistance ordinaire pour les courants continus, bobine de self ou rhéostat pour les courants alternatifs, bobine de décalage du docteur Delézinier — indispensable — pour les courants triphasés). De cette façon, on peut combiner les deux procédés de réglage.

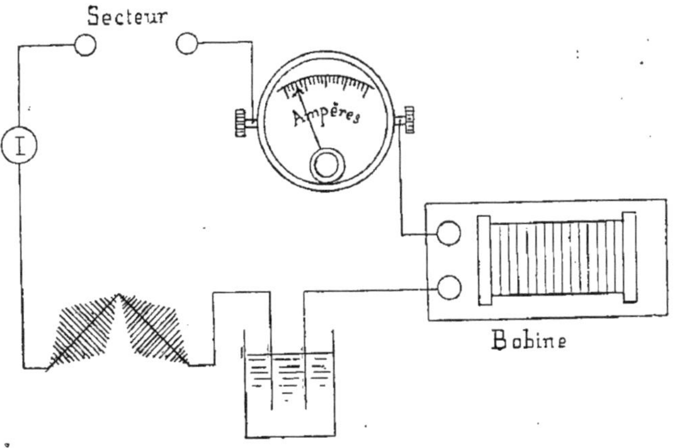

Fig. 50. — Interrupteur Wehnelt monté sur courants triphasés.

118. *Montage*. — La figure 49 donne le schéma d'un interrupteur Wehnelt monté sur

courants continus ou alternatifs monophasés ; la
figure 50, du même interrupteur monté sur courants alternatifs triphasés. Dans ces deux derniers cas il n'y a pas à tenir compte de la polarité.

**119. Nouveau dispositif de MM. Gaiffe
et d'Arsonval pour l'utilisation directe d'un
courant alternatif.** — Nous donnons plus loin
la description de cet appareil qui se compose essentiellement d'un transformateur à circuit magnétique fermé, lequel élève le voltage du circuit
alternatif du secteur de 110 à 50 ou 60000 volts.
Ce dispositif dispense, de plus, de l'emploi des
interrupteurs.

On effectue le montage comme l'indique le n° 1
de la figure 67 dans lequel les deux soupapes de
Villard sont montées en dérivation avec l'ampoule, de façon à ne laisser passer qu'une onde
toujours de même sens.

Le courant circulant dans l'ampoule est mesuré
à l'aide d'un milliampèremètre spécial et il ne peut
varier que si l'état de l'ampoule lui-même varie.

Fermons le courant primaire et réglons-le en
diminuant sa résistance. Nous allons voir, à par-
tir d'une certaine valeur de différence de potentiel au primaire, le tube s'éclairer et augmenter
d'éclat avec l'augmentation de volts. En même

temps, le milliampèremètre qui était au zéro tant que le tube était obscur va dévier, et sa déviation augmentera avec l'éclat du tube.

120. Ampoules. — Les tubes de Röntgen sont constitués par un globe de verre, dans lequel on a fait le vide, et de deux électrodes. L'une, la cathode ou négative, est composée d'une tige de platine terminée par un disque d'aluminium à concavité intérieure ; l'autre, l'anode ou positive, est terminée par un disque de platine incliné à 45° sur la tige qui le supporte. Ce disque est destiné à faire converger les rayons cathodiques. Une troisième tige située près de l'anode, et pouvant être reliée à celle-ci, sert à diminuer la résistance électrique de l'ampoule.

Le vide de l'ampoule est poussé au millionième d'atmosphère, mais par suite du fonctionnement, le vide augmente considérablement, on dit alors que l'ampoule devient dure et les rayons qui en émanent pénètrent les tissus à une plus grande profondeur. Le spintermètre (§ 131), en donnant l'étincelle équivalente, renseigne sur le degré exact de la dureté du tube.

121. Régénération des tubes. — Pour régénérer les tubes devenus durs par l'usage, on emploie différents procédés qui sont les suivants.

122. Régénérateurs chimiques. — Les ampoules Lacoste sont munies d'un petit tube de verre renfermant une substance alcaline possé-

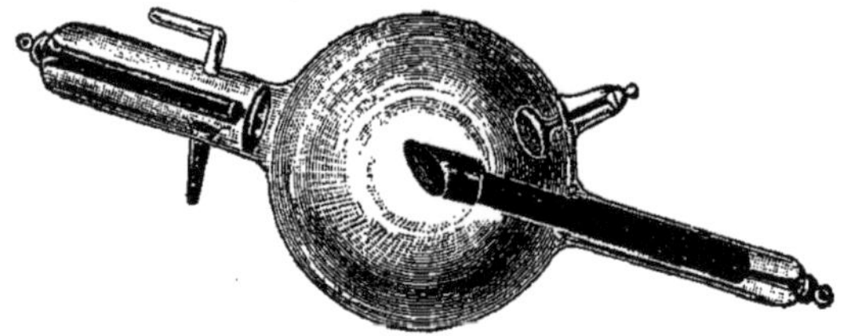

Fig. 51. — Tube Lacoste.

dant la propriété de dégager des gaz quand on la chauffe. Pour éviter de dépasser le but qu'on se propose, en produisant un dégagement exagéré de gaz, on fait fonctionner le tube et on tient la lampe à alcool allumée sous le petit tube de façon que la flamme soit éloignée de 3 à 4 centimètres de celui-ci. Il est possible d'apprécier ainsi le degré exact de vide et d'arrêter l'opération à temps.

123. Osmo-régulateur Villard. — L'osmo-régulateur Villard dont sont munis les tubes Chabaud est un des plus employés. Il consiste en un tube de platine P soudé au tube de Crookes. Si l'on chauffe directement (fig. 52) au rouge vif, dans une flamme, le platine devient poreux et l'hydrogène de la flamme pénètre dans l'ampoule.

Après refroidissement, le tube de platine cesse d'être poreux et l'hydrogène reste emprisonné dans l'ampoule devenue molle.

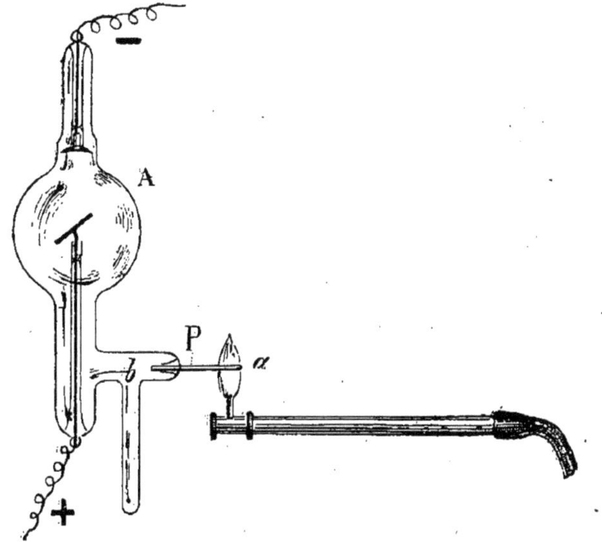

Fig. — 52. Osmo-régulateur Villard.

Pour durcir l'ampoule, au contraire, il suffit de chauffer le tube de platine pour le rendre poreux, mais cette fois on l'entoure d'un petit manchon en ayant soin que la flamme ne pénètre pas à l'intérieur (fig. 53). Dans ces conditions, l'hydrogène du tube de Crookes s'échappe et, en cessant de chauffer, le platine reprend sa densité normale et l'ampoule reste à l'état de dureté voulue.

Pour modifier l'état de dureté d'un tube dans des limites peu étendues, on peut se contenter

d'établir ou d'enlever les connexions de l'anticathode à l'anode. Quand le tube tend à devenir dur,
on enlève la connexion et généralement, le tube
redevient suffisamment mou pour éclairer sans
scintillement et d'une façon régulière.

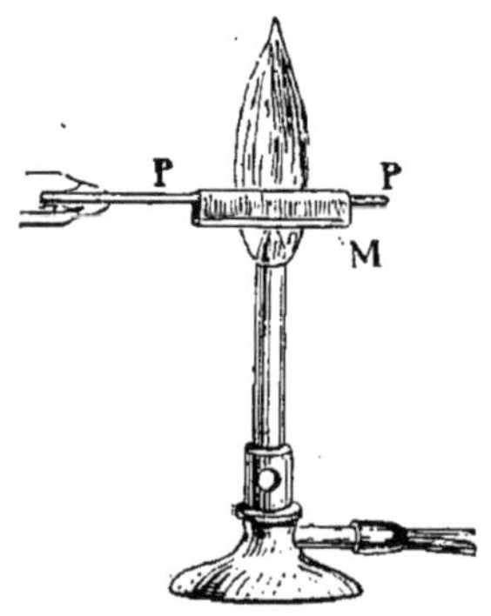

Fig. 53. — Osmo-régulateur Villard.

124. Limite de régénération. — Il est bien
évident que l'ampoule ne peut être régénérée
indéfiniment et qu'après quatre-vingts heures de
service environ, le tube conserve l'état de dureté
où il est parvenu.

**125. Connexion de l'ampoule avec la bo-
bine.** — Pour relier l'ampoule à la bobine, on se
sert de câbles spéciaux fortement isolés. Il est
important de placer le tube de Crookes suffisamment loin de la bobine, 2 à 3 mètres, si l'on veut
éviter le vacillement du point où se forment les

rayons X sous l'influence de l'aimantation inter-
mittente du noyau de fer doux.

**126. Ampoules devant fonctionner direc-
tement sur le secteur.** — Quand le tube de
Crookes doit être alimenté par des courants de potentiels élevés, comme ceux fournis par un secteur et transmis à la bobine d'induction par un
interrupteur électrolytique, les électrodes, si elles
sont trop faibles, sont incapables de résister à
l'échauffement. Aussi M. Lacoste a-t-il modifié
ses ampoules de la façon suivante : L'anticathode
est formé d'un bloc de métal sur lequel se trouve
soudé le miroir de platine (fig. 51). Ce bloc est lui-
même fixé sur un tube en fer dont les parois sont
très rapprochées de celles du verre, de sorte que
les radiations calorifiques de ce tube sont trans-
mises au verre et que le refroidissement se fait
d'une façon complète et rapide.

126 *bis*. Ampoules à refroidissement. —
Pour empêcher l'anticathode d'atteindre une
température trop élevée, on peut utiliser des ampoules dans lesquelles l'anticathode porte une
forte lame en nickel se prolongeant dans un tube
qu'on remplit d'eau. Ce dispositif a pour but
d'empêcher la lame de s'élever à une tempéra-

ture supérieure à celle de l'ébullition de l'eau (fig. 54).

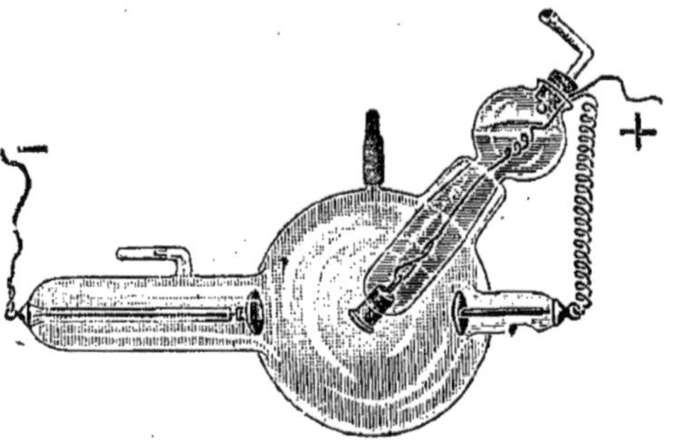

Fig. 54. — Tube Lacoste à refroidissement par l'eau.

Pour donner à l'ampoule les différentes positions, dans l'espace, nécessaires aux opérations radiographiques, on se sert de supports spéciaux à bras articulés tels que celui représenté par la figure 55.

127. Soupape cathodique de Villard. — Cet appareil est composé d'une ampoule en verre et de deux électrodes dissemblables. L'une des électrodes a est un petit disque d'aluminium placé dans un tube étroit et légèrement étranglé en avant du disque ; l'autre est constituée par une spirale d'aluminium (fig. 57).

Le vide de la soupape est plus grand que celui des tubes de Geissler, mais plus faible que celui des tubes de Röntgen.

Dans ces conditions le courant ne pourra passer que dans un sens. Voici d'après Villard l'explication de ce phénomène : Une cathode ne laisse passer le courant qu'en proportion de la quantité de rayons cathodiques qu'elle peut donner ; or, comme l'émission des rayons cathodiques se fait aux dépens du gaz qui entoure l'électrode, il est facile de comprendre que l'électrode-spirale fournira un débit cathodique énorme tandis que pour l'autre le débit sera à peu près nul.

128. **Emploi de la soupape avec des bobines actionnés par du courant continu.** — Quand la bobine est reliée à une source de courants continus, nous avons vu qu'il se produit à l'induit du courant alternatif dont les deux ondes sont inégales, et que généralement un circuit très résistant, comme l'ampoule de Röntgen, était traversé par l'alternance la plus longue. Cependant avec les bobines puissantes le courant induit inverse n'est pas à négliger. La soupape est à conseiller pour l'annuler et supprimer de ce fait les inconvénients résultant du passage de courants alternatifs dans les ampoules (§ 103).

L'ampoule durcira moins vite et noircira plus lentement.

La grande électrode est reliée à l'anode du tube de Crookes et la petite électrode au pôle positif de la bobine. Il est préférable d'attacher directement la soupape à la borne de la bobine assez loin du tube de Röntgen qui pourrait être influencé par les décharges qui se produisent à l'intérieur de la

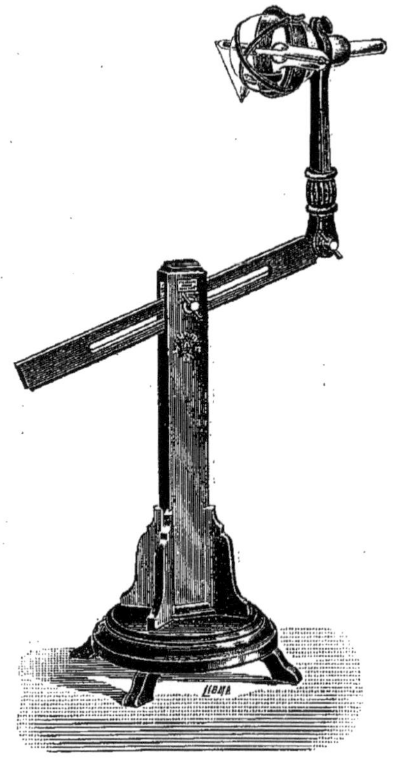

Fig. 55. — Support Lacoste pour ampoules.

soupape (fig. 56 ; la soupape représentée dans cette figure est celle du docteur Puluj).

Par suite d'un usage prolongé, les soupapes deviennent dures ; il est donc avantageux d'em-ployer des appareils à régénération. A cet effet,

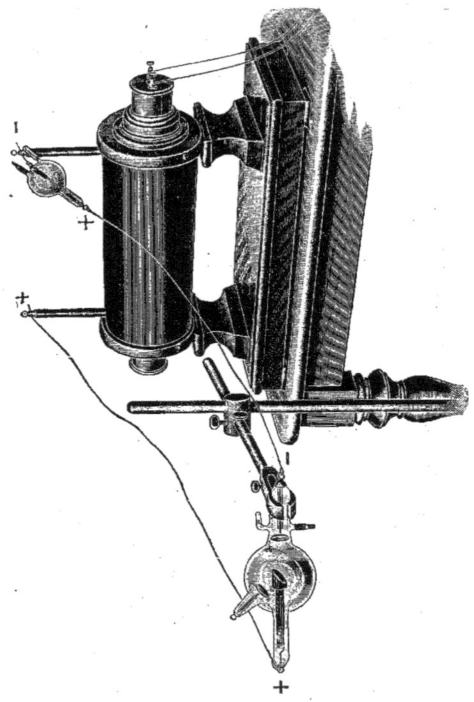

un osmo-régulateur est fixé sur le côté du tube et permet l'introduction d'un peu de gaz quand la résistance augmente. On est prévenu de cette nécessité par l'apparition d'une zone fluorescente au niveau de l'anode de la soupape et derrière l'anticathode de l'ampoule.

129. Emploi de la soupape avec des bobines alimentées par des courants alternatifs. — Quand la bobine est branchée sur les courants alternatifs simples ou triphasés la soupape s'impose pour supprimer l'une des deux alternances dont la tension est égale. Lorsqu'on veut utiliser les deux alternances, on fait usage de 3 soupapes dont l'une d'elles possède deux anodes. Voici comment on les dispose. Les deux bornes du circuit alternatif sont reliées d'une part aux deux anodes de la première soupape et d'autre part à la cathode des deux autres dont les anodes réunies aboutissent à la cathode du tube de Crookes. On réunit les électrodes libres de la soupape à double anode et de l'ampoule. Dans ces conditions, le circuit d'utilisation dans lequel est compris l'ampoule est parcouru par des courants redressés et par suite de même sens.

130. Spintermètre-soupape. — Le Dr Chanoz emploie un spintermètre spécial intercalé entre la bobine et l'ampoule pour remplacer la soupape. Le courant de fermeture peut être annulé par un écartement convenable des deux détonateurs ; l'espace qui les sépare devant offrir une résistance d'air suffisante pour n'être franchi que par le courant d'ouverture seul.

131. **Spintermètre du Dr Béclère**. — Le spintermètre est un appareil qui permet de connaître l'état de vide de l'ampoule. Il se compose de deux tiges métalliques supportées par des supports isolants. L'une des tiges B (fig. 57) est mobile et présente des divisions en centimètres. Quand la bobine fonctionne on tire la tige B jusqu'à la limite à laquelle l'étincelle ne se produit plus. A ce moment l'étincelle éclate indifféremment entre les deux boules ou dans l'ampoule. On dit alors que la résistance de l'ampoule est équivalente à la colonne d'air qui sépare les deux tiges, ou plus simplement que l'étincelle est équivalente. Il est évident que plus l'étincelle est longue, plus l'ampoule est résistante.

132. **Radiochromomètre**. — Pour apprécier la qualité des rayons X fournis par une ampoule,

on se sert du radiochromomètre inventé par
Benoist. Il se compose d'un disque central en
argent entouré de 12 secteurs d'aluminium dont

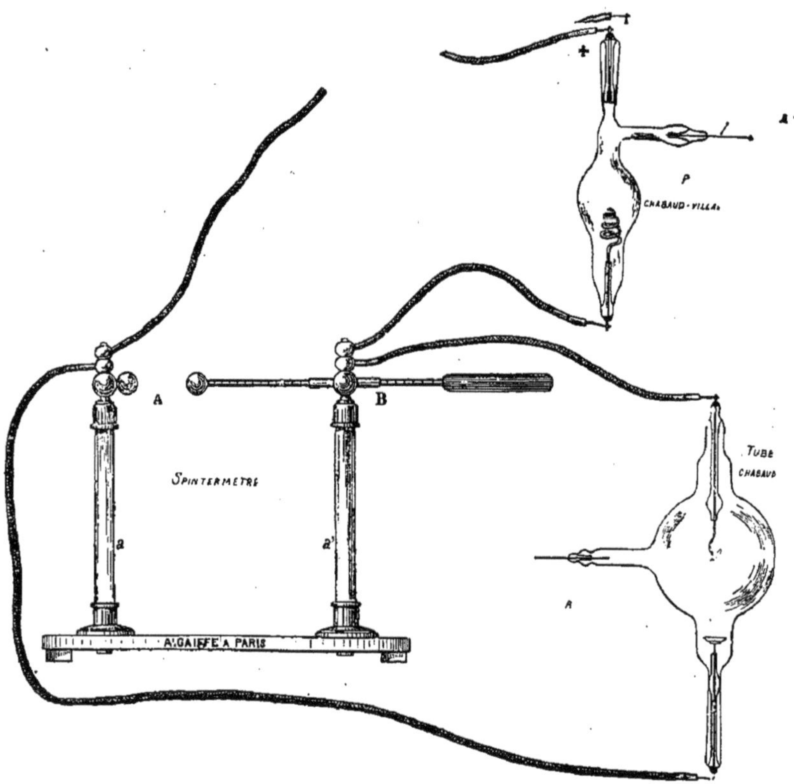

Fig. 57. — Spintermètre.

les épaisseurs vont en croissant de 1 à 12. Cet
appareil est basé sur les variations de transparence de deux corps différents, l'aluminium et
l'argent dans le cas présent. Pour se servir du

radiochromomètre on le place à côté de l'organe à
radiographier et on regarde quel est le secteur
d'aluminium qui donne une ombre égale à celle du
disque d'argent ; soit le n° 6 ; on dira alors que

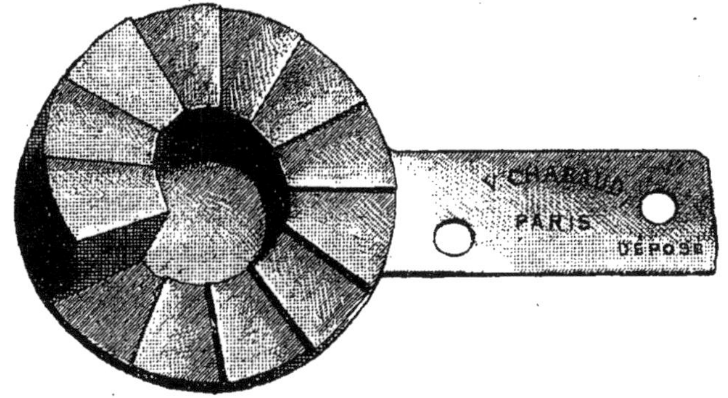

Fig. 58. — Radiochromomètre.

les rayons X employés marquent 6 au radiochromomètre. Un tube mou marque 2, un tube de dureté moyenne 6 et un tube très dur 10.

**133. Lunette radiochromométrique de
M. Benoist.** — La lunette radiochromométrique
est formée par la réunion d'un radiochromomètre
R et d'un écran fluorescent E placés l'un contre
l'autre à l'une des extrémités d'un tube de cuivre
L dont l'autre extrémité est formée d'un système
optique permettant une mise au point exacte sur
l'image fluoroscopique.

Le diaphragme de plomb D qui recouvre exté-

rieurement le radiochromomètre présente une fe-
nêtre qui se projette à la fois sur un secteur et

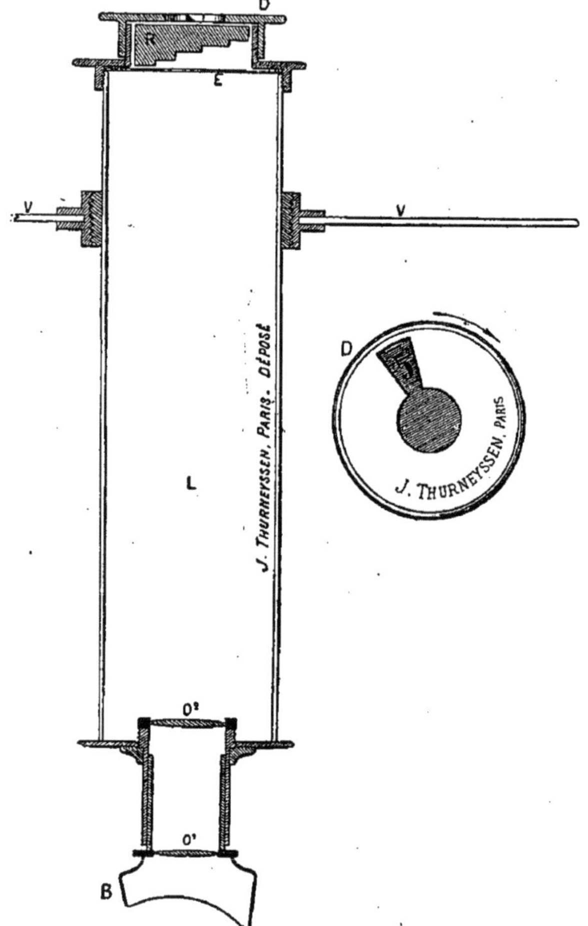

Fig. 59. — Lunette radiochromométrique.

sur le disque central. La rotation de ce diaphragme permet de parcourir rapidement les douze

secteurs et de s'arrêter à celui dont la teinte égale celle du disque central.

Un disque V sert d'écran contre l'action des rayons X en protégeant le visage de l'observateur.

La lunette radiochromométrique, plus sensible que le radiochromomètre, permet de répondre non seulement du degré, mais du demi-degré radiochromométrique.

134. Radiochromomètre du Dr Sabouraud.

— Pour se rendre compte de la quantité de rayons X absorbés par la peau, on se sert du radiochromomètre du Dr Sabouraud. Il se compose d'un carnet contenant un certain nombre de pastilles au platinocyanure de baryum et d'un petit carré de papier coloré servant d'étalon. La pastille doit être placée à moitié de la distance entre la partie traitée et l'anticathode, il est bon de la recouvrir de papier noir pour la préserver de la lumière qui la décolore partiellement.

Le passage de la pastille de sa teinte primitive à la teinte du papier étalon, indique que la partie traitée a absorbé 5H, ce qui correspond à peu près à la quantité maxima que l'on peut faire absorber en une fois sans accident. H est l'unité chromoradiométrique de Holzknecht qui le premier

eut l'idée d'employer le changement de coloration
de certains sels pour mesurer la quantité de radiations absorbées par les tissus.

COURANTS DE HAUTE FRÉQUENCE

·135. Les propriétés physiologiques des courants de haute fréquence sont des plus curieuses et des plus intéressantes ; leur emploi en thérapeutique rentre de plus en plus dans la pratique journalière.

Les courants alternatifs des bobines d'induction ont une fréquence relativement faible n'atteignant qu'exceptionnellement le chiffre de 800 à 1000 périodes par seconde avec les bobines munies d'un interrupteur rapide, tel que l'interrupteur électrolytique de Wehnelt.

Les courants de haute fréquence ont une période extrêmement courte dont la durée est inférieure au cent millième et même au millionième de seconde.

Avant d'étudier les dispositifs de Tesla et d'Arsonval permettant d'obtenir ces courants de haute fréquence, nous devons dire quelques mots des expériences de Hertz sur les décharges oscillantes des condensateurs dont ces courants ne sont qu'une application.

136. Appareil de Hertz. — L'appareil de Hertz pour produire des décharges oscillantes se compose de deux plaques de cuivre C (fig. 60)

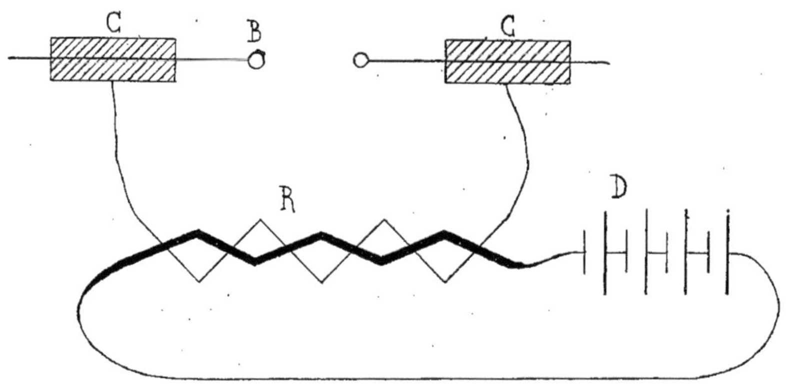

Fig. 60. — Dispositif de Hertz.

chargées au moyen d'une bobine de Rhumkorff R alimentée par une batterie d'accumulateurs D. Ces deux plaques sont munies de tiges métalliques, dont on peut, à volonté, rapprocher les boules B entre lesquelles se produit la décharge oscillante dont les oscillations extrêmement rapides sont de l'ordre du billionième de seconde. On sait que la décharge des condensateurs peut être continue ou oscillante, cela dépend de la capacité du condensateur ainsi que de la résistance et de la self-induction du circuit de décharge.

Les courants alternatifs de haute fréquence et

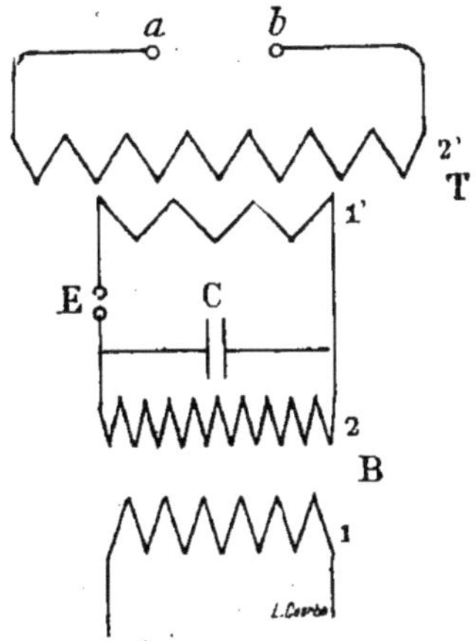

Fig. 61. — Dispositif de Tesla (cliché Ella).

de haute tension peuvent être obtenus à l'aide de divers procédés consistant à charger un condensateur à l'aide d'une machine statique ou d'une bobine d'induction, et à décharger ce condensateur dans un circuit de self-induction faible. Si la décharge est nettement oscillante, sa période est alors très courte.

137. Dispositif de Tesla. — L'un des premiers, Tesla a imaginé un dispositif consistant à charger un condensateur par le courant induit d'une bobine d'induction B (fig. 61) ; les déchargès oscillantes de ce condensateur C jaillissent sous forme d'étincelles brillantes entre les boules de l'excitateur E et traversent le solénoïde 1′ à fil gros et court constituant le primaire d'une seconde

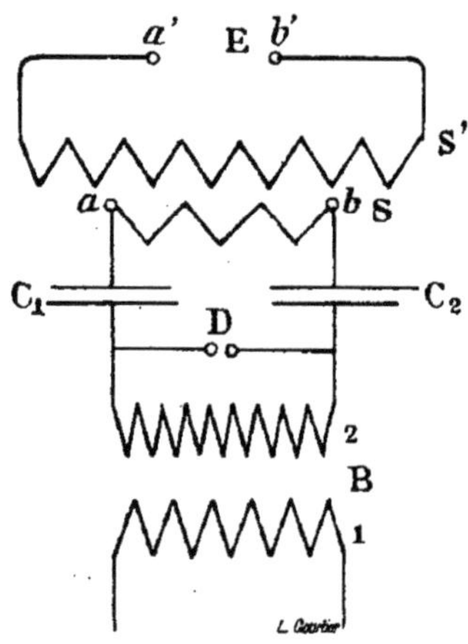

Fig. 62. — Dispositif de M. d'Arsonval (cliché Ella).

bobine T ; les courants induits dans le circuit secondaire 2′ sont recueillis aux bornes a, b.

138. Dispositif d'Arsonval. — Le dispositif de M. d'Arsonval est généralement employé en électrothérapie.

Une bobine d'induction B (fig. 62 et 63), charge deux grands condensateurs C′, C² auxquels on donne généralement la forme de bouteilles de Leyde. Les deux pôles du circuit induit de cette

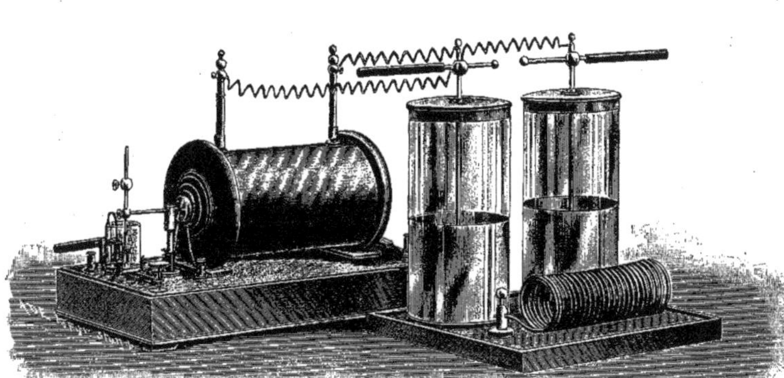

Fig. 63. — Bobine d'induction avec transformateur du D⟨r⟩ d'Arsonval.

bobine sont reliés aux armatures internes qui se prolongent par des tiges métalliques, portant deux sphères dont l'écartement D peut être modifié à volonté pour régler la longueur des étincelles.

Les armatures externes des bouteilles aboutissent aux extrémités a, b. d'un solénoïde à gros fil de cuivre S formant une vingtaine de tours, qui se trouve parcouru par des oscillations de fréquences identiques à celles de la décharge jaillissant en D, par suite des phénomènes d'influence qui se produisent entre les armatures internes et les armatures externes des condensateurs.

139. Transformateur de haute fréquence.

— Le solénoïde peut être remplacé par le primaire d'un transformateur destiné à augmenter encore la tension de ces courants qui dans le premier cas sont recueillis en a et b et dans le second en a', b'.

La figure 64 représente un de ces appareils.

Le transformateur Ella se compose d'un primaire à gros fil caoutchouté de 40/10 enroulé sur une bobine de bois montée sur trois colonnes fixées à la planchette du socle, et d'un secondaire à fil fin et long de 4/10 de millimètre de diamètre, couvert de soie, enroulé sur un tube isolant placé

au centre de la bobine en bois. Ce tube est ter-
miné, à sa partie supérieure, par un pivot conique
en laiton, s'emboîtant dans une douille de même
métal, et à sa partie supérieure par une borne.

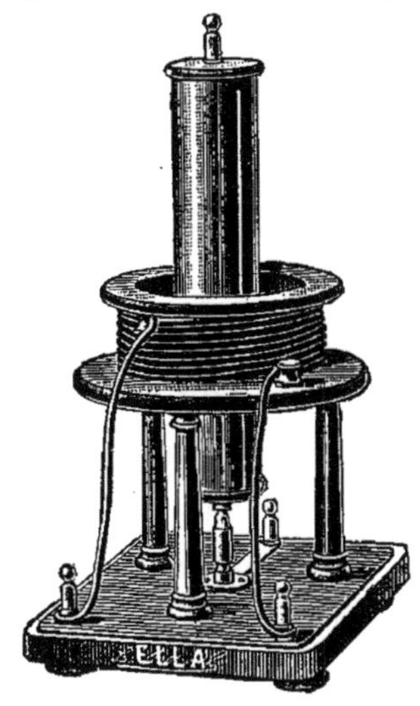

Fig. 64. — Transformateur Ella.

La borne et la douille sont reliées respectivement
aux deux extrémités du fil fin et constituent les
pôles à haute tension du transformateur.

On peut facilement régler la tension et la
fréquence en modifiant la capacité des condensateurs, et en remplaçant la bobine centrale en fil
de 4/10 par une bobine semblable en fil de 8/10.
En augmentant la capacité des condensateurs,
on accroît l'intensité des courants oscillatoires

tout en diminuant le nombre des décharges et par suite la fréquence ; si on diminue, au contraire, cette capacité, l'intensité décroît, mais la fréquence augmente.

Ce petit transformateur « Ella » à isolement par l'air fonctionne avec des bobines de 5 à 25 centimètres d'étincelle. Les effluves obtenues ont de 5 à 15 centimètres de longueur.

Une bobine de 25 centimètres d'étincelle donne environ 150000 volts aux bornes de l'induit, à une fréquence, variable avec le rupteur employé, de 40 à 60 par seconde, soit une période de deux centièmes de seconde au primaire, et une période d'oscillation secondaire de cinq millièmes de seconde environ ; or, la décharge oscillante des condensateurs porte cette fréquence à un million par seconde, et le petit transformateur multiplie la tension par 6, ce qui donne 900000 volts, approximativement, au secondaire.

Pour les bobines de 30 à 60 centimètres d'étincelle, cet isolement par l'air est insuffisant, on est obligé de prendre des bobines séparées par un tube de verre et plongées dans une cuve remplie d'huile qui assure un isolement parfait.

140. Résonateur du Dr Oudin. — On emploie fréquemment en électrothérapie un appareil dû au Dr Oudin. C'est un transformateur spé-

cial auquel il a donné le nom de résonateur,
parce que l'accord entre les circuits primaire et

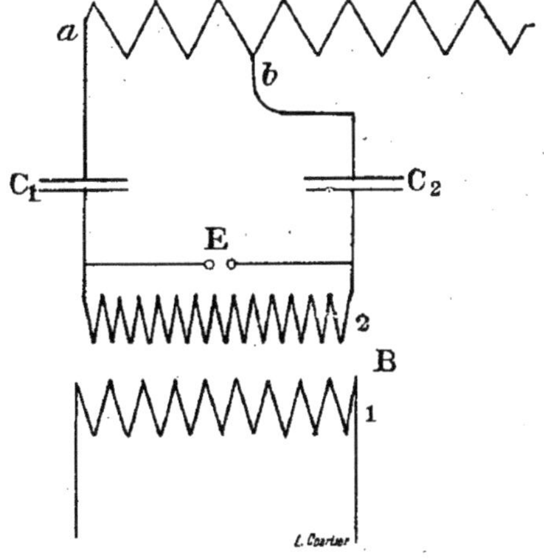

Fig. 65. — Résonateur du Dʳ Oudin.

secondaire peut être exactement réglé. Il se compose d'un grand solénoïde en fil de cuivre nu de
2 ou 3 millimètres de diamètre et d'environ 50 à
60 mètres de longueur, enroulé en hélice sur un
cylindre de bois. La partie inférieure de ce solénoïde, comprise entre deux curseurs a, b, forme le
primaire du transformateur et est parcourue par
des courants de grande fréquence et de tension
relativement basse; ces courants développent
par induction des courants induits de haute tension dans les spires supérieures du solénoïde qui

constituent, par conséquent, le circuit secondaire. Le curseur a est fixe, le curseur b mobile, de telle sorte qu'on peut régler le rapport entre les nombres des spires du primaire et du secondaire, de façon à obtenir le maximum d'effet.

141. Effet des courants de haute fréquence. — Malgré leur tension considérable, les applications des courants de haute fréquence ne présentent aucun danger. Ceci résulte de ce que l'excitabilité de nos nerfs est limitée à un nombre d'oscillations qui est considérablement dépassé par les courants de haute fréquence. Ils agissent, soit directement par effluvation, soit par induction dans l'intérieur des tissus (auto-conduction ou d'arsonvalisation).

142. Application des courants de haute fréquence. — Le courant destiné aux applications thérapeutiques est pris par dérivation au solénoïde ou directement au fil fin du transformateur.

L'effluvation consiste à appliquer en un point de l'épiderme une plaque métallique communiquant avec un des pôles, et à promener sur la peau un balai ou pinceau métallique relié à l'autre pôle.

L'auto-conduction ou d'arsonvalisation consiste à enfermer le sujet dans un grand solénoïde en forme de cage (fig. 67, n° 4). Le corps du patient joue, dans ce cas, le rôle du circuit secondaire du transformateur de haute tension, et est le siège de courants induits qui y prennent directement naissance. Ces courants d'induction peuvent être mis en évidence en entourant le milieu du corps du sujet d'une ceinture formée de quelques tours de fil de cuivre dont les extrémités aboutissent à une lampe qui s'éclaire.

En imprimant à l'organisme une suractivité dans les échanges nutritifs, la d'arsonvalisation influence favorablement tous les malades à nutrition retardée.

143. Appareillage pour production de courants de haute fréquence. — Au chapitre traitant de la radiographie, nous avons donné tous les renseignements relatifs à la bobine de Rhumkorff, aux interrupteurs, aux sources d'électricité employées. Ces renseignements s'appliquent également à la production des courants de haute fréquence ; nous prions le lecteur de s'y reporter.

144. Nouvel appareil de Gaiffe pour produire les rayons X et les courants de haute fréquence. — Il était presque impossible, jusqu'à présent, de se servir de transformateurs industriels pour transformer directement le courant alternatif d'un circuit d'éclairage en un courant atteignant les 50 à 60000 volts nécessaires à produire les courants de haute fréquence. Ces appareils étaient en effet mis rapidement hors de service par suite de leur isolement insuffisant.

Le transformateur à circuit magnétique fermé que la maison Gaiffe vient de réaliser permet d'atteindre facilement le voltage nécessaire et possède un isolement supérieur à l'isolement des bobines de Ruhmkorff.

Pour amortir les oscillations hertziennes qui se propagent dans l'intérieur de la bobine et la mettent hors de service, MM. Gaiffe et d'Arsonval ont eu recours à la combinaison d'un condensateur branché directement aux bornes du transformateur et de deux résistances intercalées entre le transformateur et le condensateur de haute fréquence. Les résistances amortissent, par effet Joule, les ondes de retour et les condensateurs de garde forment une sorte de réservoir duquel l'électricité ne s'écoule que d'une manière progressive et lente. Le dispositif précédent, arrêtant les ondes avant leur entrée dans le secondaire, ne permet pas à ces ondes de se transmettre, par le primaire du transformateur, jusqu'au générateur du courant alternatif et de le mettre en danger.

MANUEL D'ÉLECTRICITÉ MÉDICALE

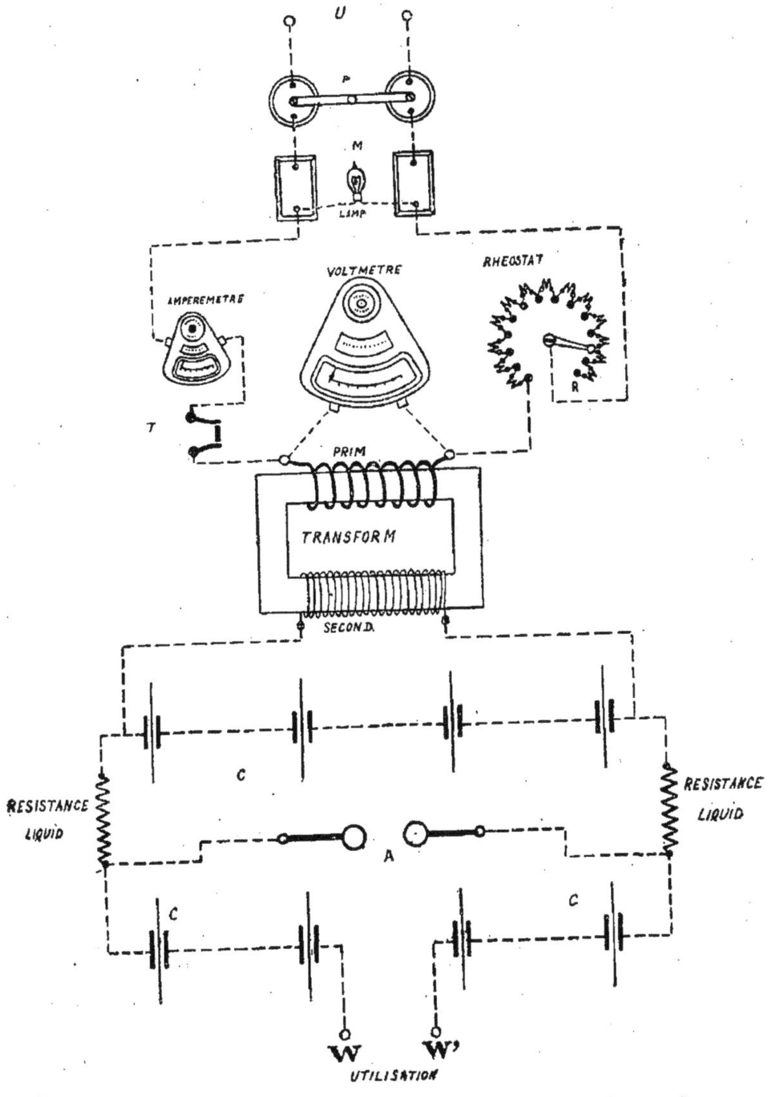

Fig. 66. — Montage du nouvel appareil Gaiffe pour la production des rayons X et des courants de haute fréquence.

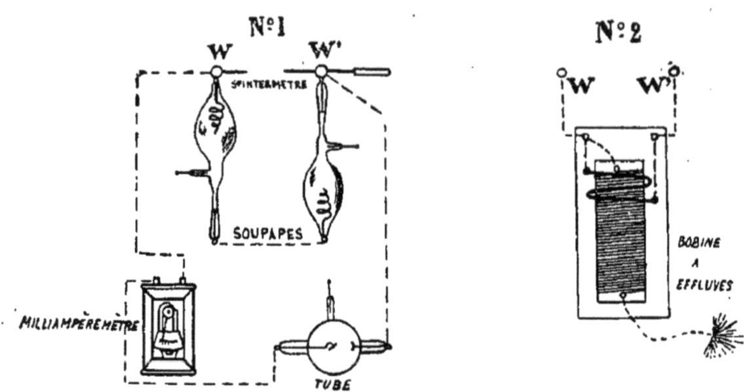

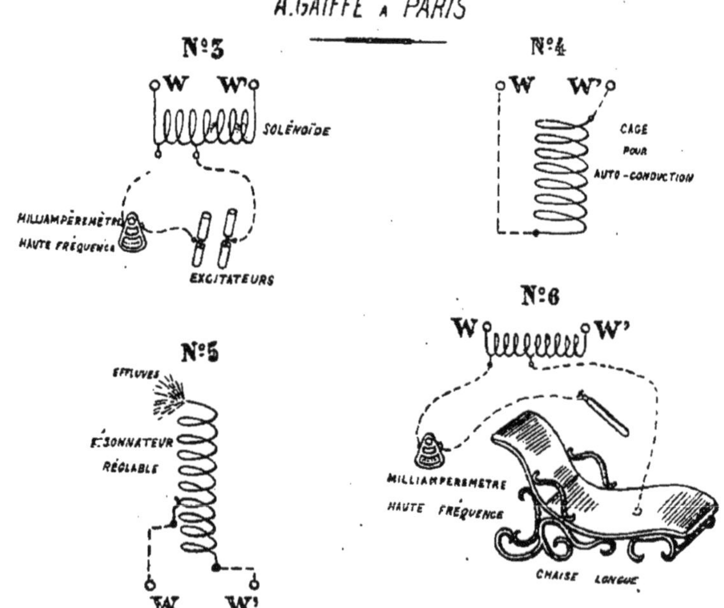

Schéma des connexions de 6 Utilisations indépendantes

Fig. 67.

12.

Pour utiliser le courant de haute fréquence, il suffit de fixer aux bornes W W' les appareils d'utilisation suivant un des schémas 2, 3, 4, 5, 6 de la figure, de fermer le circuit et de régler le courant à l'aide du rhéostat.

En condensation sur la chaise longue (montage n° 6 de la fig. 67) on obtient facilement 90 à 1000 milliampères.

En applications directes (montage n° 3 de la fig. 67) on peut atteindre avec de grosses poignées dans la main de 500 à 600 milliampères.

En résonance avec la bobine bipolaire de d'Arsonval (montage n° 2 de la fig. 67) on obtient facilement des effluves de 25 à 30 centimètres.

BIBLIOTHÈQUE NATIONALE R.F. IMPRIMÉS

TABLE DES MATIÈRES

BIBLIOTHÈQUE NATIONALE
R. F.
IMPRIMÉS

Buzançais (Indre), Imprimerie F. Deverdun.

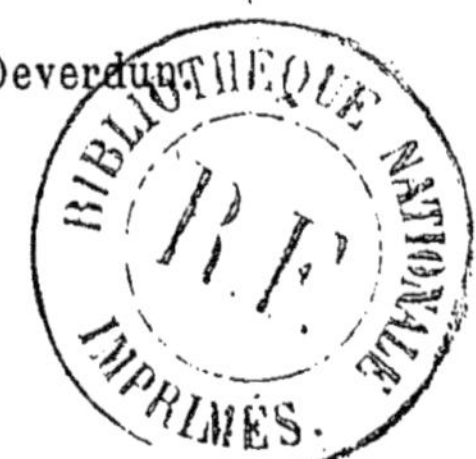

www.ingramcontent.com/pod-product-compliance
Ingram Content Group UK Ltd.
Pitfield, Milton Keynes, MK11 3LW, UK
UKHW021927070726
13614UKWH00001B/296